ゆっくり発達している子どもが輝く

遊びの処方箋

福田恵美子 著
長野保健医療大学 教授

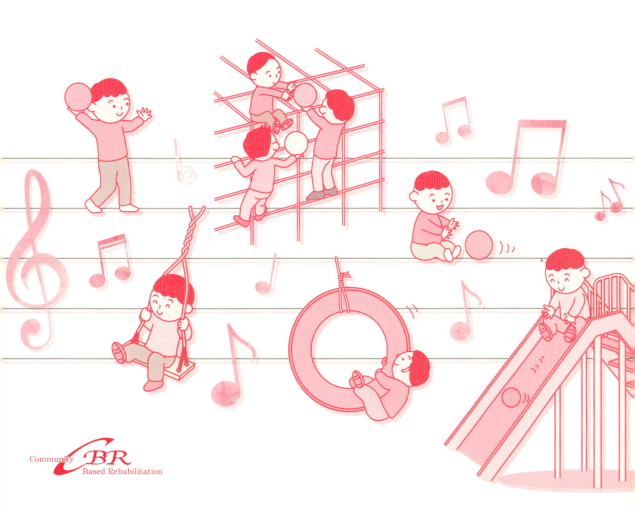

はじめに
なぜこのような本を執筆しようと考えたか

　長年改正されなかった児童福祉法が平成 24（2012）年に改正され，それに先立ち平成 17（2005）年に施行された発達障害者支援法の定義における発達障害児たちの支援がなされるようになりました．

　療育現場では，行政機関の傘下にある療育施設は，規定に従って療育を行い，対象児と両親の求めに応じて試行錯誤しながら取り組んできたと思いますが，決して親御さんたちの要望に応えているとは思えない現状を目の当たりにしてきました．このような状況下で，利用者側の意向を把握した上で，要望に応えられる支援はないものだろうかと思考し続けてきました．利用者側の意向は次の 2 つに分けられました．①専門的なリハビリの対応をしながら，親の相談を受ける場がほしい，②健常児の集団では思うように遊べないので，親も子も周囲を気にしないで遊べる場と遊び方の指導がほしい．

　これまでの現状は，当然のことなのですが，医療機関では医療に特化した対応で，地域支援の時期がくると「集団生活で頑張りましょう」と地域支援への移行を伝えられ，そこでは集団保育に特化した型にはまった対応になっていました．地域の福祉施設を紹介されても，そこには親御さんたちが求めるような専門職によるサービスの提供はほとんどなく，病院などでリハビリの研修を 1 年に数回受けた保育士たちが頑張って対応していました．

　専門職不足を理由に，医療機関と地域の福祉機関とのスムーズなつながりに欠けたその場しのぎの対応だったと感じています．

　そこで，私たちは医療と福祉のパイプ役になれないかと考え，比較的自由度が高く，法律に守られながらも法的しばりの少ない地域の特定非営利活動法人（Non Profit Organization：NPO）の施設で，作業療法士という立場で，手探りで自助努力をしてきました．そこで得たものは数知れず，親御さんたちと同じ目線で取り組む重要さを実感してきました．対象児は，家族と一緒に生活している子どもであり，仲間と共に保育園，幼稚園，学校生活を過ごせる人である，ということの再認識でした．仲間と共に過ごすためには，人的環境や物的環境も考慮しなければならないことも再認識させられました．

　親御さんたちは，ときには私たちに専門的な関わりを求め，ときには依存したくなったり，また受身になったりしていて，「病院に通って訓練を受けている状態で，本当に自分の子どもにとって良い方向に向かう治療になっているのであろうかと，悶々としている」ということも教えていただきました．家庭で生活している時間が圧倒的に長い乳幼児期は，親御さんたちの協力なしでは，子育ても療育も成功しないこともわかってきました．親御さんたちは，依存はしたいけれど，自分でも子どもに何かしてあげたいと感じていることも痛感致しました．

　また，リハビリテーションの専門的な知識を共有できる人材の育成の必要性も感じてきました．国家資格は重要なのですが，国家資格がなくても自己の学びを深め対象児への理解を深めることで，自ずと適切に対応をすることが身についてくるものです．困難感を抱いている対象児たちと，迷いの少ない仕事ができる人となっていきます．困難感を抱いている子どもたちが

なぜ困難なのかをもっと知りたい，そのための学びをもっと深めたい，と感じている職種の方々もいらっしゃいます．療育を適切に行える人材がいれば，専門家不足などといわなくても，対応可能な場合も多いと思います．専門家による対応が四六時中必要といわれても，現実的には全く不可能な話です．専門家による対応が必要な場合を明確にして，それ以外のときに応用できれば，安心した療育と子育てができると感じています．そのためには，多職種の方々と，対象児に関する理解と学びを深めていけばよいわけです．学びを深めるということは，一つの方法論を知ったことですべてが解決できるということではありません．種々の分野から学びを深め，対象児にとっていちばん良い方法は何かを学び取り，判断して活用できることが大事だと思います．

作業療法士として，受身の親御さんの気持ちと療育哲学との狭間で，リハビリテーション哲学を全うするにはどうしたらよいのかと苦しんでいたときもありました．療育の哲学，リハビリテーションの考え方，地域支援におけるサービスメニューとその提供の仕方，現代の育児姿勢，家庭環境，両親の在り方，兄弟姉妹の育て方，リハビリ依存の弊害等々に関して，働く多職種の仲間と話し合ってきました．作業療法士としての意識を再確認し，親御さんの考えを大切にしながら，協働作業で療育をしていくことを押し通してきました．

この本は，私たちが四苦八苦しながら 10 年以上の年月を費やし検討を重ねた結果，療育の方向性が見い出せるようになってきた現状をご紹介するものです．子どもたちを中心に置き，子どもが自ら取り組んでいる "遊ぶ姿" を大切に，子どもの遊びをどのように展開し，親御さんの願望と療育目標にいかに近づけていくか，実践した事例を厳選して挙げています．

また，親御さんたちは対象児の兄弟姉妹の育て方の不安，親類縁者との関係にも気を配り，たくさんの悩みを抱えていらっしゃいます．親御さんたちを陰ながら支えることは，家庭と家族の安泰にもつながっていきますので，無視できないことだと感じ，真摯に取り組んでいる姿についても本書の中で触れています．

片田舎の小さな施設「発達支援 飛翔のもり リズム園」で取り組んでいる現状をたくさんの方々が見学にいらっしゃいます．これまでの私たちの取り組みを自分たちだけのものとしないで，同様の意識をもって取り組んでいらっしゃる方々と共有し，その方々が，その地域特性を活かしたモデルを構築し，世の中に貢献でき，多くの方々に発信して下さることを願ってやみません．

最後に，事例提示にあたり，すべてにご協力いただいた NPO 法人飛翔のもりの宇梶志郎理事長に感謝いたします．

第 3 章の「4. 音楽の力」では，リズム園の宇梶芙美江園長に，第 5 章の「5 人の療育実践例」では，藤ケ枝さやか氏，松本幸子氏，松本路世氏，高瀬美幸氏，鈴木真理氏の皆さんの日頃の実践に著者が意味づけをさせていただき，「Column」では，白鷗大学教育学部准教授でリズム園非常勤の臨床心理士，公認心理士の伊崎純子氏の方々にご執筆，ご協力いただき，この場を借りて感謝の気持ちをお伝えいたします．

株式会社シービーアールの永井友理さんには，未熟な状態の提案に寄り添ってご検討いただき，出版に至ることができたことに深く感謝いたします．

福田恵美子

目 次
Contents

はじめに　なぜこのような本を執筆しようと考えたか ……………………………… iii

第1章　地域の療育機関における支援の動向

1. 地域の療育機関における支援の概要 ………………………………… 2

2. 親御さんの意向と療育現場のギャップ ……………………………… 5

3. 医療と療育機関の連携不足 …………………………………………… 6

4. 療育専門職員と療育内容の不足 ……………………………………… 6

5. 教育と療育機関の連携を支える「保育所等訪問支援事業」……… 7

6. 「保育所等訪問支援事業」はまだまだ現場に浸透していない …… 8

7. 遊びを楽しく，治療的な配慮で，家庭や療育機関でいかに応用できるか？
 …………………………………………………………………………… 8

8. 多職種協働の効果 ……………………………………………………… 9

9. 親御さん支援と兄弟姉妹の育児支援がおろそかになりやすい …… 10

第2章　子どもの脳の反応・変化（可塑性）の性質

1. 脳科学から見た子どもの発達について ……………………………… 12

2. 脳の仕組みと働き ……………………………………………………… 13

3. 発達期における神経ネットワークの再編と可能性 ………………… 15

4. 感覚統合療法とは ……………………………………………………… 16

5. 感覚統合機能とはどのように発達するのか ………………………… 17

6. 子どもの脳内現象と行動との関係 ……………………………… 19

7. 保育園・幼稚園・学校での生活 ………………………………… 19

8. 早期発見・早期対応の考え方 …………………………………… 20

第3章　子どもと遊びと音楽と

1. 子どもの遊びの考え方 …………………………………………… 22

2. 子どもの遊びの発達と工夫 ……………………………………… 25
   - 1) 滑り台遊び ……………………………………………………… 26
   - 2) ブランコ遊び …………………………………………………… 29
   - 3) ジャングルジム遊び …………………………………………… 32
   - 4) ボール遊び ……………………………………………………… 34
   - 5) 登り棒遊び ……………………………………………………… 36

3. 感覚−運動遊びから具体的操作遊びへの展開 ………………… 38
   - 紙遊びの展開 …………………………………………………… 39
   - 粉・粘土遊びの展開 …………………………………………… 39
   - 布・袋遊びの展開 ……………………………………………… 46

4. 音楽の力−子ども一人ひとりが生き生きと …………………… 49

5. 音楽と脳の反応 …………………………………………………… 50

第4章　療育の実践にあたり

1. 子ども・両親の主訴の聞き取りと相談支援計画書の作成 …… 56

2. 一般的な療育施設での対応と課題 ……………………………… 56

3. 療育施設「リズム園」での取り組み …………………………… 57

4. 特徴① リトミック教育を原点とした音楽教育 ……………… 57

5. 特徴② 数字の２はな〜に？　１対１の個別療育に重点 …… 58

6. 特徴③ 起（リズム体操）・承（絵本）・転（個別遊び）・結（おやつ，さようなら）を考慮した基本的な流れ 62

7. 遊びの工夫—対談（宇梶園長 vs 松本副園長のアイデア）......... 63

第5章　5人の療育実践例

1. 人形遊びが好きで集団行動が苦手な A ちゃん（発達障害）......... 68

2. 先生や友だちと一緒に楽しむことが得意でいつも笑顔，だけど一人で行動することが不安で苦手な B ちゃん（肢体不自由・精神運動発達遅滞）......... 75

3. お話はわかるけど，ちょっと臆病な C ちゃん（精神運動発達遅滞）......... 86

4. 動物の本が好きで，人との関わりが苦手な D くん（発達障害）......... 98

5. 体を動かすのが得意で，じっとするのが苦手な E くん（発達障害）......... 107

資料 115

1. 問診表 116

2. 発達里程標 119

3. リズム体操：10 のうた，せんたくきグルグル，へそダンス，はちべえさんとじゅうべえさん 122

あとがきにかえて　よりよい子どもの地域支援を目ざして 131

COLUMN　　　　　　　　　　　　　　　　　　　　執筆：福田恵美子，伊崎純子

プレイとプレイング・マネージャー ～遊びと遊戯療法について～ 24

ピアジェの遊びの思考発達段階説 48

コミュニカティブ・ミュージカリティ 52

「楽芸専科」の豊かな時間 ～アウトサイダー・アート～ 60

第1章

地域の療育機関における
支援の動向

✓ 　地域支援においては，長年見直されてこなかった児童福祉法が改正され，障害者総合支援法に基づいて実施され，障害児に関する福祉が手厚い対応になってきましたが，法律で述べられている内容が，地域の隅々まで浸透していくのには年月を要すると思います．現時点では，地域支援を受ける際，対象児に行政から受給者証が交付され，対象児と家族との面接・評価から，相談支援専門員による支援計画案が提示され療育が開始されます．

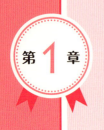

地域の療育機関における支援の動向

1 地域の療育機関における支援の概要

　近年になり，発達支援が必要な子どもたちに対して，幼児教育現場では，公的にも私的にも気づかいがなされるようになってきています．例えば，下記のような子どもたちに対してです．
・心身の発達状態が他の子どもたちに比べてゆっくりと発達している子
・個性が強すぎて他の子どもたちと一緒に遊べない子
・他の子どもの遊びに入る気持ちが湧いてこない子

幸せなことに，このような子どもたちを取り巻く環境や支援の手段が，新たな転換期を迎えています．

　その一つの動きが，長年改正されなかった法律の改正と新たな法律の策定でした．障害者自立支援法は平成18（2006）年に施行され，平成25（2013）年4月以降「障害者の日常生活及び社会生活を総合的に支援するための法律」（通称，障害者総合支援法）と名称が変わりました．平成17（2005）年4月に施行された発達障害者支援法では，

「発達障害を早期に発見し，発達支援を行うことに関する国及び地方公共団体の責務を明らかにするとともに，学校教育における発達障害者への支援，発達障害者の就労の支援，発達障害者支援センターの指定等について定めることにより，発達障害者の自立及び社会参加に資するようその生活全般にわたる支援を図り，もってその福祉の増進に寄与することを目的とする．」

と目的が明確にされました．そして「発達障害」とは，

「自閉症，アスペルガー症候群その他の広汎性発達障害，学習障害，注意欠陥多動性障害その他これに類する脳機能の障害であってその症状が通常低年齢において発現するものとして政令で定めるものをいう」

と定義されました．

　なお，早期発見・早期支援に関しては，第2章「子どもの脳の反応・変化（可塑性）の性質」で私見を述べましたので，参考にしていただければ幸いです．

　法律改正後，平成26（2014）年7月に「今後の障害児支援の在り方について」報告書が策定されています．児童福祉法の改正による新たな創設事業には「相談支援事業」があり，児童福祉法に規定される「障害児通所支援」を利用するすべての子どもに対して，平成27（2015）年度から「障害児支援利用計画」を作成することが義務づけられました．「通所支援」とは，①児童発達支援，②医療型児童発達支援，③放課後等デイサービス，④保育所等訪問支援を指しています（図表1，図表2）．

　事務的手続きを踏まないとサービス支援は受けられませんので，障害児支援利用計画書を作

地域の療育機関における支援の動向

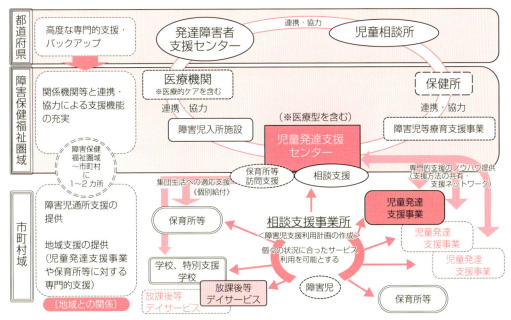

図表1　地域における児童発達支援センターを中核とした支援体制のイメージ（案）
〔厚生労働省ホームページより引用〕

児童発達支援センターが専門的支援のノウハウを広く提供することにより，身近な地域で障害児を預かる施設の質の担保と量的な拡大につながることを期待．

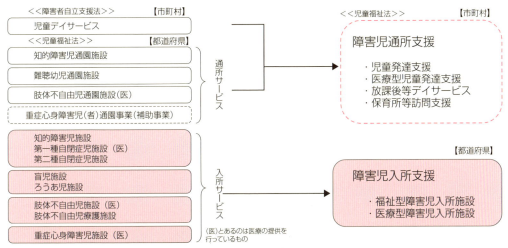

図表2　障害児施設・事業の一元化イメージ〔厚生労働省ホームページより引用〕
障害児支援の強化を図るため，現行の障害種別ごとに分かれた施設体系について，通所・入所の利用形態の別により一元化．

成してもらうための手続きを図表3に示しました．

　このような手順を踏むことにより，障害者手帳や医学的診断がなくてもサービスを提供できる支援優先の対応となり，発達が気になる段階から，必要な支援が受けられるようになりました．家族が安心して養育ができるように支援することは，子どもの自立につながりやすくなり

①	市町に申請：利用者は，利用申請書を市町の役所窓口に申請する．
②	市町から交付：市町は「サービス利用計画案・障害児支援利用計画案提出依頼書」を交付する．
③	利用者は，②の書類を持参して，希望する相談支援事業所と利用契約をする．
④	利用者から指定された相談支援事業所では，対象児を中心としたアセスメントが行われる．相談支援専門員は，「サービス利用計画（案）」「障害児支援利用計画（案）提出依頼書」を作成し，利用者に説明する． 計画相談支援を利用しない場合は，⑤の障害程度区分の後，セルフプランを提出することになる．
⑤	認定：障害支援区分が認定される．
⑥	市町に提出：利用者は下記の書類（案）を提出する． 「サービス利用計画（案）・障害児支援利用計画（案）提出依頼書」 「計画相談支援給付費・障害児相談支援給付費支給申請書」 「計画相談・障害児相談支援依頼（変更）届出書」
⑦	市町から送付：市町から利用者に「サービスの支給決定」「決定通知書」「受給者証」が送付される．
⑧	利用者は，⑦を持って相談支援事業所に提示する．
⑨	サービス担当者会議が行われる． 「利用計画（案）」について，関係機関（サービス等事業所，幼稚園，保育園，認定子ども園，小・中学校，特別支援学校，養育者など）と，（案）の検討のための連絡・調整会議を行う．
⑩	市町に提出：相談支援事業所は，下記の書類を市町および関係機関に提出する． 「サービス利用計画・障害児支援利用計画提出依頼書」
⑪	サービスの利用が開始される．
⑫	定期的にモニタリング（再評価）を実施する． 心身の状況，環境，生活課題，援助方針，サービスの種類・内容・量などをモニタリングし，適切にサービスが受けられているか判断する．

図表3　障害児支援利用計画書を作成してもらうための手順

ます．成長・発達していく子どもは，家庭から地域社会へと巣立っていくでしょう．養育者（親御さん）が親としてのみでなく，地域で子どもの成長・発達を助けていける支援者となれるよう，親御さんを含めた包括的な支援も障害児支援の基本理念に示されています．

中核機能である障害児支援は，狭義の発達支援や家族支援，地域支援を包括しています．その内容は，次の5点です．

①潜在能力を最大限に引き出すこと

②安定した食生活や生活習慣を身につけること

③安心できる大人や仲間との人間関係を図ること

④意欲的に取り組める遊びや活動を行うこと

⑤休息の提供を行うこと

その他の支援は，家族を含めたトータルな支援，子どものライフステージに応じた教育と福祉の連携や就労支援を含めた一貫した支援，子育て支援や縦横連携の推進など，身近な地域における支援となっています．

地域の療育機関における支援の動向

障害児の相談支援と障害児支援は，支援の根拠（Evidence Based Practice：EBP）を重要視した実践であり，利用者の種々のニーズに応えられるよう協働して対応することになりました．協働して対応するということは，支援者同士が情報を共有し，その都度のキーパーソンの意向に同意して共に活動していくことになります．そのため関わる支援者の人間性も問われることになります．法律で守られて支援ができるということは，支援者はサービスを利用する子どもたちを適切な環境内で穏やかに生活ができるよう，また親御さんの不安を最小限にして守っていかなければならないということであり，その対応には支援者の人間性が反映されることになるからです．親御さんとの信頼関係の樹立は要となります．

子どもや親御さんのニーズに基づいたサービスを行うことは当然ですが，主体は子どもにあります．子どものライフステージに応じた，適切な支援を提供していくのが地域支援だと思います．

2　親御さんの意向と療育現場のギャップ

親御さんは，わが子が少しでも回復するようにと切に願っています．主治医から，予後予測の説明を受けていても，わが子だけは例外であってほしいと願わない親はいないでしょう．ましてや，わが子の状態が良い方向に変化しているときはなおさらこの状態がずっと続いてほしいと思うことでしょう．

子どもが療育者（療育機関の職員）の指示に従えなかったり，親御さんの思うような療育が実践されないときの親御さんの気持ちは穏やかではありません．子どもは療育されたいという気持ちは全くありません．療育施設であっても楽しく遊べて自分の思うように行動でき，遊んでくれる人がいる所としか思えないでしょう．しかし，子どもが抱く療育現場とは，何をしても怒られなくて，自分を認めてくれる大人がいて，子どもに寄り添ってくれる，快適な所でしかないのです．子どもにとっては，そのような環境で遊びを経験できることは少ないと思います．

療育機関の職員は，子どもの行動はどのような行動でも子どもなりの意味合いがあると判断し，子どもの立場に自分をおいて物事を考えようとします．しかしながら，親御さんはあくまでも親としての立場なので，わが子に対して一般的に普通と思われる行動でないと許せないと考えてしまいがちです．ゆえに，親御さんは，理想の療育内容と現場を選びたいと願っています．療育機関職員は理想の療育環境に近づけようと励んでいますが，どうしても親御さんとの間にギャップが生じやすくなります．親御さんはギャップをどこかで妥協させて療育を受けさせているので，子どもの発達を促進させていくというよりも，気になっている行動などの修正をしたり，教えこんだりしてしまいます．本来の療育からはかけ離れた対応になってしまいます．そこにギャップが生じてしまい，親側の不満となり，楽しいはずの療育が相互の苦しみや辛さになってしまいます．

第1章

3　医療と療育機関の連携不足

　早期発見・早期支援の大切さは発信されていますが，医療機関や市町の健康診査で早期発見がなされても，発見後の適切な支援体制が十分な状態でなければ，発見することの意味がありません．

　また健康診査において，一次健康診査で発達の状態が気になった子どもに関して二次健康診査で精査を行いますが，精査では，グレイゾーン（境界域）にある子どもの心身状態を的確に検査しなければなりません．このときに詳細な発達検査や感覚検査のショートバージョンなどを行うために小児神経科医師，作業療法士，理学療法士，言語聴覚士，心理，保育など多職種の専門的な能力が必要となります．精査は重なり合う内容の検査もありますが，各職種の専門的な知識による解釈がなされ，種々の側面からグレイゾーンの子どもたちを評価し，理解・判断することができます．

　早期発見がなされた初期の状態のときは，主に医療機関の外来で専門特化した対応がなされますが，地域で生活している子どもたちですので，いずれは親御さんによる育児がなされることになります．医療機関で個別に対応して治療が受けられることは，親御さんにとっては安心感が持てるのではないかと思いますが，病院依存になってしまう親御さんも多く，地域への移行が困難になる場合があります．病院に通っていれば気になる症状は治ると思われてしまいます．しかし子どもは属する社会や集団生活で適応して生活していかなければ，回復したとはいえないのです．

　子どもと親御さんの今後の幸せを考慮して，医療機関と福祉機関の連携を密にし，適切な情報交換や情報の共有がなされる必要があると思います．福祉機関のキーパーソンとして，医療機関の状態を把握している職員がいると，医療機関との情報交換はしやすくなり，地域で必要になるであろう情報の適切な提供もなされることになるでしょう．福祉の現場であっても，人の身体・精神をしっかりと抱握できる医療職の配置が必要と思います．

　このような配慮によって，医療と地域療育機関における連携の不十分さを補えると考えます．

4　療育専門職員と療育内容の不足

　小児系の地域支援に携われる専門職員数の少なさも，支援体制の不十分さにつながっています．療養士と称する認定講習会などを通して，包括的に思考できる療育に秀でた人材の育成が始まりつつありますので，専門職員不足は，徐々に充足されていくのではないかと思われます．

　療育内容に関しては，各地で行われている法的システムの研修，障害児の支援概要の研修，特殊な"○○療法"などの研修会が開催されていますので，受講して学びを深くすることは必要だと思います．しかし断片的な研修では，子どもをライフステージで考えて対応することにはなりにくく，地域支援の内容の質を高めることに困難をきたすのではないかと思います．現場で療育に携わっていると，とかく方法論のみに目が奪われて，あたかも素晴らしい技術を修得したかのような錯覚に陥り，技術を対象児にあてがっているような状態を見ることがありますが，本末転倒ではないかと思います．支援内容の質を高めるには，欲をいうと対象児の実態

6

を専門的な観察眼をもって観察でき，子どもの状態を心身両面から分析でき，実践現場で指導者と共に経験を積み，経験を重ねながら自己研鑽を積んでいくことが重要ではないかと感じています．

実践している療育が正しいか否かは，子どもが人的環境と物的環境に適応した反応を示しているか，親御さんが安心した表情で育児をして親子共に笑顔が見られる状態にあるかどうかで判断できるのではないでしょうか．

5　教育と療育機関の連携を支える「保育所等訪問支援事業」

療育施設で出会う対象児と親御さんが施設を選択する傾向は，① 早期発見後に医療機関で治療が行われた後に紹介された場合と，② あちらこちらの発達支援センターでの療育を体験して，対象児と親御さんにとって安心できる場所として認められた場合が多いという印象です．①の場合の信頼できる保健師や医師の紹介は，親御さんにとっては医療機関ともつながっていられる安心感といつでも相談できる依り処となっているため療育施設としてもその意図を組んで対応できるでしょう．また，情報の提供もあるため連携がとりやすくなります．②の場合は，施設見学を通して，子どもが自然体で遊んでいる様子を見て選択している印象です．早期療育を適した環境で受けさせたい思いなのでしょう．幼児教育が始まる前段階の年齢の子が多いかもしれません．

療育機関においては，遊びを中心にした対象児の対応と，親御さんの育児支援が中心になります．親御さんは，療育を受けながら，わが子が集団生活を送れる保育園や幼稚園を探していることが多いと感じます．親御さんによっては，幼児教育機関に関して直接相談してくることもありますが，親御さん同士の連携で情報を収集し，下見に行き，その後療育機関職員に相談してくるパターンもあります．

幼児教育の場合は，対象児が混乱し，適応できない場合には公的支援としての「保育所等訪問支援事業」で職員の対応や施設の環境に関して修正を加えることがあります．場合によっては，別の施設を選び直すことも考慮に入れて親御さんや職員と話し合うこともあります．しかし，学校教育の場合は，幼児教育のような自由度は少なく，親御さんは，就学2年前から就学に関する活動を開始しています．親御さん同士で交流し情報収集を行い，両親で学校説明会に参加したり，自主的に数回の見学を行い，校長，教頭，教務主任，就学担当教諭などの話を聞き，わが子の情報を伝え，教育してもらえるのか相談するなど，かなり慎重な行動になっています．学校においても，親御さんや教諭が療育機関と連携を希望する場合や，療育機関のほうでも連携を希望する場合は，公的支援の「保育所等訪問支援事業によるサービス」が受けられるようになっています．今までの経験から，保育所，幼稚園，学校（フリースクールを含む）訪問を行ってきましたが，教職員の対応の変化という良い結果が得られています．教育と医療の縦割りの改善にもなっているように思います．先生方が困っていると感じている対象児の行動の解釈が，学校心理学的な側面と医学的側面の両方から判断することができ，肩肘張らずに教育ができるとの評価も得ています．

対象児を取り巻く支援者が協働して対応することで，教育機関で対象児が混乱することが軽

第1章

減するでしょう．また対象児がクラス内に居ることで，他児たちの思いやりや気配りが自然に生まれてくるでしょう．

　療育は，集団生活を送っていく子どもたちが対象であることを意識して，個別，小集団で行う療育内容を検討していかなければなりません．療育機関では，1年ごとの個別の療育計画書を作成し，目的に沿った療育が行われます．療育の実践は，1か月，2か月，3か月，6か月後の経過をモニタリングし，1年後には目的が達成されていくことになります．その療育の1日の関わり方の事例を，5章で5人の療育実践例としてご紹介します．

6　「保育所等訪問支援事業」はまだまだ現場に浸透していない

　前述したように，法律の改正に伴い「保育所等訪問支援事業」は大きな柱となっていますが，保育所，幼稚園，学校機関に周知されていないように感じます．教育委員会でも学校訪問指導の支援があり，教育と福祉の情報が発信されているにもかかわらず，縦割りで発信されているような現象が見受けられます．

　療育現場の現在を考えると，文書作りに翻弄されて，本来の療育に本腰を入れられていない施設もありますので，「保育所等訪問支援事業」が現場に浸透しにくいことも理解できます．訪問活動を行って感じることは，お互いに情報交換ができ，対象児たちの対応が良い方向に変化し，親御さんたちの笑顔が見られていることから，今後も継続していかなければならないということです．訪問は1回のみではなく，法律に従いながら必要に応じて行える良さもあります．

　「保育所等訪問支援事業」は，対象児たちが生活している環境では，教職員が多職種の考え方を学ぶことができ適切な対応につながり，子どもたちの社会適応がうまくいくように考えて作られたものと判断できますので，大いに活用していってはいかがかと感じます．多くの保育所（園），幼稚園，学校の教育者が，発達障害児に関して理解し，毎日の対応が滞りなく行えるようになると，この支援事業は特殊な場合に限り適用されることになるでしょう．

7　遊びを楽しく，治療的な配慮で，家庭や療育機関でいかに応用できるか？

　親御さんは，お子さんが発達障害と診断されたり，グレイゾーンといわれたりすると居ても立ってもいられず，すぐにでも病院で訓練を受けたいと思って治療に向けた行動を開始することが多いようです．「早期発見，早期療育」の言葉が，親御さんの脳裏をよぎるのでしょう．しかし子どもの発達過程を考えると，早期発見は必要でしょうが，決して早期療育がよいとはいえません．子どもの現在の発達段階や発達過程を考えて，子どもが自らの力で行動しようとしている状態から子どもの身体的な動きや知的な行動を理解し，その行動を邪魔しないように手助けすることが療育のポイントになるのではないかと考えます．

　子どもは，エネルギッシュで何かにチャレンジしていくような脳機能を備えているといわれています．療育現場のそれぞれの職種の方々が，自分の専門外の知識や考え方を学びとり，自分の専門領域に反映させて子どもや親御さんと接していくことが，子どもの能力を伸ばしてい

くことになります．療育機関の職員は，自分の専門外の学問もほどほどに学び，思考を拡げて対応していくことが求められます．療育士に値するレベルになるのかもしれません．そこには，学ぶことで子どもの発達が促進される，という楽しさが潜んでいます．

　子どもは，自らやりたいことにチャレンジし思考錯誤しながら成功体験を味わい，自分の活動を楽しむため，何回も繰り返して遊びます．遊びを楽しむということは，大人が与えるものではなく，子どもが見つけ出すものです．大人の役割とは，子どもの能力の不十分さと発達段階で必要となることを陰ながら支えていくことではないかと思います．

　療育施設や家庭において一般的に行われている方法は，問題点や気になる点に対するやり方を教えてもらい，同じやり方を繰り返し行っているのではないでしょうか．療育機関の職員は，苦手な遊びに取り組まない子どもと上手に関わって，不可能なことを可能にしています．しかし，親子の関係で療育機関の職員と同じような関わりを強要されると，親子共に負担になってしまう場合があります．負担になると長続きしませんので，目的まで到達できないでしょう．大人が楽しく行動できてこそ，子どもはいつの間にかその行動を真似していたり，大人に要求したりできるものです

　専門機関で行っている内容を療育機関や家庭で応用するということは，専門家が行っていることの模倣ではなく，対象児の行動を詳細に観察する視点を専門家から聞き，子どもの要求している行動と照らし合わせて，タイミングを考えた適切な判断をして遊ぶことになります．子どもの要求に合ったタイミングで適切な判断ができれば，楽しく関われるきっかけをつくることができます．大人が感じる子どもに対する困り感は，① 子どもがやりたいと思って行動していることを理解できないことと，② 大人の考えるとおりにしてほしいと要求してしまう2つの面から生じてしまいます．子どもがやりたいことと親御さんがやらせたいこととのタイミングが合うということは，大人の子どもに対する困り感と，子どもの意思に基づいた行動とのずれが解消することになります．その結果，大人は子どもに寄り添うことができ，親御さんがいつも思っている治療的な関わりを無意識のうちに実践することにつながり，親御さんは，子どもに優しい対応や行動がとれるようになります．

　地域においては「連携して仕事をしましょう」といわれて久しいですが，「協働」していくことの重要さを感じています．協働は，Co-production, Collaboration, Partnershipなどといわれているとおり，「複数の職種が何らかの目標を共有し，共に協力して課題の解決に向けた取り組み活動をすること」といえるでしょう．地域支援は，連携のみでなく協働により成り立っていくと考えます．

8　多職種協働の効果

　多職種と協働することで，対象児を多面的に把握できる良さがあります．一個人としては，とかく一方向からの視点になりがちですが，協働していると自分のみえない視点に気づかされることがあります．療育職員に対しても同じことがいえます．職種によって得意・不得意分野があるので，協働作業をすることで助け合うことができ，ゆくゆくはそのことが効果として発揮されます．「○○先生がよい」のではなく「この施設がよい」として表れてきます．

第1章

ゆえに，自己顕示するのではなく，多職種同士で学び合うことが大切だと思います．子ども
の対応においては重なり合う部分もあると思います．子どもの対応や気になる行動の解釈にお
いて自分の得意とする領域であると判断したら，多職種に理解してもらえるように説明できる
ことが重要だと感じています．理解し合えることは適切な対応につながっていきます．

9 　親御さん支援と兄弟姉妹の育児支援がおろそかになりやすい

　対象児の療育体制は整いつつありますが，親御さんの悩みには，対象児の療育にかかる時間
が多いため，兄弟姉妹に我慢を強いたり，対象児の面倒を見るお手伝いを強いたりしていること
とに，罪悪感を持っている場合があります．親は兄弟姉妹にも愛情を注ぎたいのに，対象児の
ほうの心配や不安が多大なウエイトを占めていることへの悩みを抱えていて悩んでいるという
ことを聞くことがあります．一人っ子の場合でも，対象児に目が届きすぎてしまうため，自分
で何もしなくなるのではないかという不安を抱いてしまうという話も聞きます．

　幼児期の兄弟姉妹は，親御さんに甘えていきますので，親御さんも何をしてほしいのかが理
解でき対応が可能だと思います．しかし小学生になると，その場の状況の判断ができ，親御さ
んへの遠慮らしきものが見え隠れし，甘えるのではなく，親御さんの役に立ってほめられるこ
とで，自分の存在を示しているような現象も見受けられます．時にはけなげに「小さな母親」
のような行動をしている場合もあります．小さな母親になって頑張り，両親や親類からもほめ
られて中学生になり，自分を見つめ直す時期に我に返り，自己の喪失に陥った例もありました．

　私たちは，兄弟姉妹の学校が休暇の際には対象児と共に療育に連れてきてもらい，療育機関
で職員が兄弟姉妹も含めた療育を行ったり，親御さんと兄弟姉妹の時間を確保してあげたりし
て対応することも必要かと感じています．親御さんからの相談に関しても，対象児のみならず
兄弟姉妹の相談も受けることで，親御さんの育児支援につなげることも重要でしょう．

第2章

子どもの脳の反応・変化 （可塑性）の性質

☑ 　唯脳論ではないのですが，人間の顕在化した行動は，脳の指令により生じています．人は，見たり，聞いたり，触れたり，力を入れたりと外部刺激に反応し，脳幹を経由して大脳に伝達していきます．大脳からの指令が人の行動となって現れています．「感覚統合」は，人の脳の中で起こっている現象を，発達障害児を理解するために研究された理論です．人の脳は幼児期ほど可塑性に満ちているため，適切な刺激の入力と入力を処理する能力が大切です．

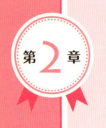

第2章 子どもの脳の反応・変化（可塑性）の性質

1 脳科学から見た子どもの発達について

　子どもに気になる行動や不可解な行動が生じると，大人は「この子は障害児ではないか」と不安を抱き，偏見を持って対応していることが多々あります．

　子どもの運動や行動の発達は，遺伝要因と環境要因が関係していて，発達神経学の分野での研究が，子どもの脳科学から捉える発達過程の理解を深めてくれるのではないかと思っています．発達神経学分野においては，H. プレヒテル教授の「本来赤ちゃんの行動は自発的なものである」という考えから，赤ちゃんの動きをそのままの姿で見ることが重要であるといわれています[1]．赤ちゃんの動きに関しては，赤ちゃん学会で研究の成果が発表され，まだまだ分からないことが多いといわれていて研究が進んでいますが，ありのままの姿を観察することの重要さを伝えてくれていると感じます．

　ヒトの赤ちゃんは，胎内にいるときから手足を動かしていますが，生まれてすぐに起き上がったり座ったり立ったりはしません．生まれてから2～3か月くらいの間に，動かしている手足，頸部，眼球の動きが脳の反応や変化を促し，また脳の反応や変化が赤ちゃんの行動を促進したりしているといわれています．その証が赤ちゃんの発達段階として，頸が座るのは3か月前後とか，お座りが上手になるのは6～10か月頃とか，歩き出すのは1歳～1歳2か月とかいわれているわけです．外部の人や環境からの働きかけも子どもの発達に影響を与えるかもしれませんが，子どもは生まれたときから本来備わっている能力を，自ら動くことや発声することなどで発信し，周囲の人の行動や気持ちを動かしていると感じます．

　ヒトは外の環境から得た情報を自分自身が感じて，それを処理し，誰から見てもわかるような運動や行動として表出しています．子どもたちが成長していく過程においては，まだまだ脳が十分に反応していない状態の年齢のときもあり，行動の稚拙さが気になるときもあります．不器用げに動きながら失敗を繰り返し，体得することで上手な動きや気にならない行動に発展していきます．

　このような現象は，脳の反応や変化の状態と関係があるようです．人の脳は可塑性に満ちていて，特に10歳くらいまでの脳は変化に富み，稚拙な動きからまとまった落ち着いた動きに，喃語から単語に，そして単語をつなげて文章に，と発達していきます．

　早期発見・療育の重要性が唱えられていますが，子どもにとって適切な時期に適切な外的刺激を受け取れることで脳活動が活性化し，行動変容がもたらされるのではないでしょうか．早ければよいとか，早期の対応をしなければと思う前に，今，本当に受け取ろうとしているのか，自発的に動こうとしているのか，私たちは子ども自身を観察し，子どもの能動性を大切にすることが重要です．脳内の成熟状態を子どもの言動から把握し，子どもの発達の滞りに対して，

子どもが自ら行う遊びに寄り添いながら適切な外的刺激を入力できたら，遊びという媒体は，素晴らしい治療手段になるでしょう．

遊びは分析するものではないと考えている学者もいますが，発達で支障をきたしている子どもに出会うと，遊びを分析して子どもに合った遊びを工夫して関わりたいと考えてしまいます．つまり，脳内現象を子どもの言動から把握し，遊びを分析して適用することで，子どもにとっての遊びの難易度も把握することができます．子どもは自分の現在の状態に合った遊びを展開していきますので，子どもの発達状態を理解し，遊びの難易度と照らし合わせて適用する遊びが，子どもの状態を良い方向に向かわせると考えます．

2 脳の仕組みと働き

子どもの身体的・精神的な発達と脳の成熟との関係について，簡単に述べました．では次に，脳の仕組みと機能について触れておきましょう（図表4）．

脳は頭蓋骨で守られ，脊髄は脊椎骨で守られています．

神経系は，中枢神経系と末梢神経系とに大別されます．脳と脊髄で成り立っている中枢神経系は，多数の神経細胞が集まって大きなまとまりとなっている領域で，全神経の統合・支配などの中枢的役割を果たしている部分です．全身に分布している神経は，末梢神経系といいます．末梢神経系で受けた刺激をとらえて，中枢神経は応答指令を伝達することで神経系を統合しています．

脳幹：間脳（視床，視床下部），中脳，橋，延髄に区分されます．ここは，脳と脊髄の間をとりもつ重要な器官が多数集まっていることから，「からだの脳」「生命の中枢」ともいわれています．脳幹には，視覚（上丘）と聴覚（下丘）に関係する部位や，運動に関係をもつ部位（赤核と黒質），意識，学習，記憶，睡眠・覚醒などに関係する部位（脳幹網様体），そのほか呼吸，血管，心臓に関係する部位もあります．視床の機能は，大脳皮質へ上行する感覚神経の中継場所でもあります．視床下部は自律神経系の中枢であり，大脳皮質の活動水準を維持調節する仕組みを持ち，下垂体へも線維を送っていてホルモンの分泌を統御しています．

脳幹の働きが弱いと，姿勢が悪いため注意の集中に欠けたり，注意や覚醒状態が不安定で落ち着かなかったり，ボーっとしていたり，転んでも手が出なくて怪我をしやすかったり，動いても汗をかきにくかったりします．

橋と延髄の背側にある小脳は，身体の平衡や姿勢の調節をしたり，手足の運動を制御したりする役目を受けもっています．

大脳辺縁系：嗅覚機能と強い関係をもち，皮質辺縁系（帯状回，海馬など）基底核と（扁桃核，中隔核など）を含めています．本能行動や情動，自律機能，嗅覚の中枢になっています．働きは，好きか嫌いかを過去の記憶から判断し，好きと判断した場合はやる気を起こし（側坐核），嫌いと判断した場合は避けるための信号を発します．信号は記憶保存される機能があるため，「トラウマの座」ともいわれています．自覚しないまま行動や心情に影響を与え続けている部位です．それゆえに「感じる脳」とか「たくましい能」といわれています．

大脳皮質は，大脳の表面に広がる灰白質の薄い層で，知覚，随意運動，思考，推理，記憶な

第 2 章

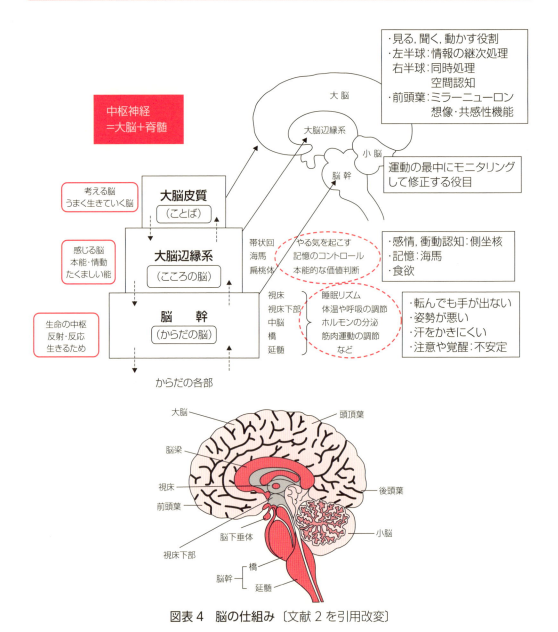

図表 4　脳の仕組み〔文献 2 を引用改変〕

ど，脳の高次機能を司っています．それゆえに「考える脳」とか「ことばの脳」などといわれています．通常右利きの人の左半球は，文字や言葉など論理的な事柄，言葉や文字の認識情報を時系列に沿ってとらえて理解（継次処理）することを行います．一方，右半球は芸術的な絵を見たり音楽を聴いたりしているときに活発に働きます．視覚・聴覚・嗅覚・味覚・触覚などを通した感性や，感覚の情報を全体で捉えて理解（同時処理）することを行います．前頭葉にはミラーニューロンがあり，想像・共感性機能が働きます．

3　発達期における神経ネットワークの再編と可能性

　このような脳の機能は，外からの刺激に対して，ある種の統合機能をもって働いています．例えば，子どもの身近な場所に，お菓子があるとします．子どもは「いい臭いがする．何だろう？　どこにあるのかな？」と嗅覚と視覚を頼りに見つけると思います．「あった！」と見つけ，手を伸ばして口に入れるでしょう．視覚と固有感覚（筋活動）を使って味覚を感じ，目的達成になるでしょう．このように外部からの刺激に対して複数の感覚系が統合機能を発揮して，目的に合った行動をしています．このような経験を繰り返すことで，子どもの動作や行動は器用になり，失敗が少なくなっていきます．脳の反応や変化に満ちているときほど，子どもは自ら種々の経験をしたくて活動的になります．活動しながら脳の神経回路網が作られ，統合機能を促進させているのかもしれません．このような状態を「脳が発達してきている」とも表現できるでしょう．脳の神経細胞は，胎児期に増えた後は減り始めます．生まれてからの赤ちゃんの脳は，おおよそ数の定まった神経細胞が作られ，神経細胞同士が結びつき（シナプス結合），効率よく働かせて神経回路網を作り，ネットワーク（シナプス結合による伝達）を拡大していきます．

　神経回路網が作られて成熟した神経回路に発展していくには，2つの過程があるといわれています[1]．「神経回路非依存性」と「神経回路依存性」の2つです．

　神経回路非依存性は「神経細胞の細胞死（アポトーシス）」の考え方です．胎児期に起こり，遺伝子によって生得的にプログラムされ，外部からの刺激や学習とは無関係に無駄な回路が削られていくようです．

　神経回路依存性は「シナプスの過形成と刈り込み」現象で，生後に見られる現象です．外部からの刺激により，刺激を受けた神経系が活動し，神経細胞が性質を変化させたり，神経回路が再構築されたりして，環境からの刺激が脳内で処理されていく適応過程と考えられているようです．発達に滞りを示す子どもの場合，早くに完成してしまっている機能に打撃が与えられたとすると，滞り状態の程度は重くなり，後になって完成する機能の場合ほど，滞りの程度は軽くてすむことになるでしょう．

　シナプスの刈り込みが終わっていない回路であれば，まだ使われていないシナプスが存在しているので，もし何らかのダメージを受けたシナプスがあっても，その代わりが現れる可能性が残っていることになり[1]，療育による適応的な変化につながっていくのではないかと考えられます．

　実際，こんなケースがありました．3歳のASD（自閉症スペクトラム障害）児で，集団適応ができず，いつも一人の世界で過ごし，好きな本や玩具だけで楽しみ，極度の偏食，言葉の遅れ，寒暖の差が苦手で不機嫌な状態が続いていました．そこで，感覚・知覚系の検査から判断し，全身に触圧が入力されやすい遊びをしてみました．例えば，床にゴロゴロと寝転んでいるときに，床で行う押しくらまんじゅうのようにして刺激を与えたり，追いかけっこをしながら身体をぶつけ合ったり，大きなボールの間に本児を挟んでかくれんぼをしたりして遊びました．いつも一人の世界で過ごしていた本児が，遊びを通してもっと心地よい刺激を求めて，セラピストに要求してくるようになった段階で，本児が生活で必要になると思われるような言葉

かけを多くし，小集団に誘導しました．すると，友だちとの交流はなくても小集団の中にいることができ，徐々に友だちの玩具に触れたり，貸し借りができるようになり，理解のある保育園に通園できるようになりました．本児はその保育園で，他の園児たちの輪に入って集団活動ができるようになっています．このような状態になると理解力は高まり，食べられる食事のメニューも増え，机上動作にも取り組めるようになってきました．

4 感覚統合療法とは

　療育関係の施設や学校で，トランポリン，ボルスタースイング，ボールプールなどを感覚統合訓練用具として購入し，子どもたちが楽しく遊んでいる場面を見せてもらうことがあります（図表5）．確かに健康なお子さんたちにとっては，空間高くに跳べたり，跳ね返ってきたり，自分が動くことで思うように姿勢が保てない楽しさなど，予測に反する楽しい遊びができるので夢中になると思われます．このような場合は，健康な子どもたちが能動的に「やりたい」と思った用具で遊んでいるから楽しくなり，種々のチャレンジで自分の態勢を整えていく過程を学習するため，脳の成熟も促進されるのではないかと思われます．

　しかし，発達過程において何らかの滞りを示している子どもの中には，遊具に触れて遊ぼうかなと思っているにもかかわらず遊ぶことができない子どもたちがいます．元気な子どもたち

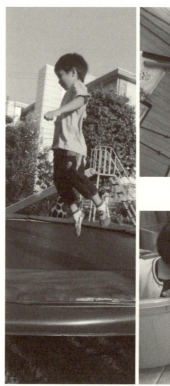
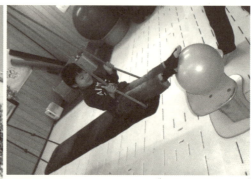
ボルスタースイング
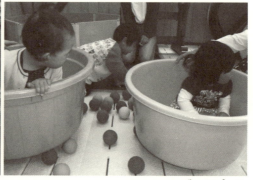
トランポリン　　　　　　　　　　　　　　　　　　　ボールプール

図表5　子どもと遊具の関係

のように用具に関わりたいと思うのに，どのように関わったらよいのか分からない，大きく動くので怖く感じて尻込みをしてしまい見ている状態になっているのかもしれません．そのような子どもたちは，自分の身体を思うように動かすこともできず「不器用な子」といわれたりしています．またこのような子どもたちは日常生活で当たり前に行われている食事，排泄，清潔動作，睡眠までの一連の動作が行われにくくなっていて，親御さんの困り感となっている場合があります．

　このような子どもたちに対して，米国の作業療法士である A.J. エアーズ博士が，研究と臨床から考案したのが「感覚統合理論」です．その理論を活用して標準化された検査（南カリフォルニア感覚統合検査，回転後眼振検査）を作り，検査結果から対応方法を生み出したのが「感覚統合療法」なのです．楽しい遊具で遊んでいる状態や，用具があるから感覚統合療法を行っているということではないのです．エアーズ博士は，子どもたちが自ら喜んで関わっていく遊具を「感覚統合療法で使えると判断」して，「療法」という名のもとに子どもたちの行動変容を見つめ研究したようです．

5　感覚統合機能とはどのように発達するのか

　この療法の考え方を感覚統合学会で示している図で見ていきましょう（図表6）．
　エアーズ博士は，聴覚，前庭覚，固有受容覚，触覚，視覚の5つの感覚に焦点をあて，子どもの発達を脳科学を導入して捉えています．
　前庭覚とは三半規管と耳石器を含み，内耳の中にあります．聴覚系と極めて近いところにあります．この系は，空間における頭と身体の位置を検出したり姿勢を調整したりするときに重要な働きをします．
　固有受容覚は，自分が動いた結果で生じる関節の動きやその位置の感覚を伝えてくれます．

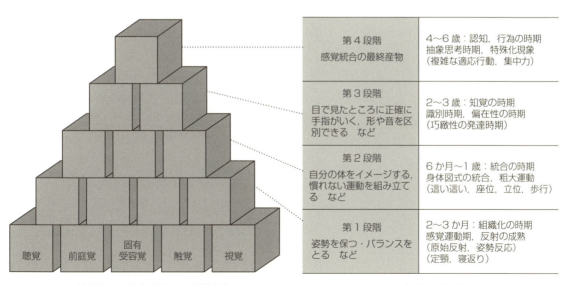

図表6　健常児の発達過程：感覚統合（sensory integration；SI）の観点〔文献2を引用改変〕

第2章

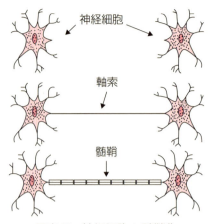

図表7　神経細胞と髄鞘化

運動の方向性や速度の感知，物を持ち上げたりするときの力の強さを決める機能も持っています．身体やその動きは，運動を行っていく企画能力にも関係しています．

触覚は，皮膚に加えられた外部刺激の場所やその変化を感知し知覚します．

各感覚は，聴覚は聞くこと，視覚は見ることのようにそれぞれの機能を持っていますが，人間が行動していくためには，それぞれの感覚系が統合されて使われているのです．2～3か月の赤ちゃんの頃ですと，原始反射の出現時期でもあります．原始反射とは，赤ちゃんが生まれながらに持っている反射的な動きのことで，口に触れたものに吸いつく動き（吸啜反射）や手に触れたものを握り返す動き（把握反射）などが挙げられます．原始反射は，首が座ったり寝返りができたりするようになると減弱していきます．それに代わって，人が終生必要とされる姿勢反応が頭角を現し，原始反射は眠っているような状態になります．姿勢反応が現れて，繰り返される動きにより滑らかな動作が獲得されていきます．獲得される動作は，脳の中での情報のネットワークにより培われます．このネットワーク化が進んでいくときに，神経細胞の軸索突起の周囲に「髄鞘」という層ができ（図表7），髄鞘化が進むことで，神経細胞内を刺激が伝達される速度が速くなり反応がよくなっていきます．

姿勢反応が出現するにつれて神経系が髄鞘化していくため，徐々に首が座ったり寝返りをしたりするようになります．この基礎作りがあって，1歳くらいまでには這い這いをしたり，立ち上がったり，伝い歩きをしたりして，一人で歩きだす準備をしています．このような基礎となる腕や体幹，足の動きを「粗大運動」といい，まさに粗大運動の確立時期なのです．粗大運動で自ら動き，自分の身体の部位を感知し，身体図式が脳内にマッピングされ記憶されていきます．この辺りまで発達してきますと，基本的な身体の動きの土台作りは完成に近くなり，運動面から知的な側面の方向に発達が進んでいきます．高度な脳機能である言葉を巧みに使ったり，文字を書いたり理解し判断するようになる前に，ものを知覚し識別する知覚能力が発達してきます．識別しながら細かい動作が行えるようになり，幼児期初期の教育に臨めるようになってきます．その後は幼児教育に参加できるような発達を遂げていくことになります．

このような過程を，エアーズ博士は脳科学と人間の行動とを結びつけて研究から理論を打ち立て，検査方法の開発により臨床実践を行って，効果および根拠を示してくれています．

感覚統合療法を行いたいのであれば，感覚統合に関する検査群をきちんと行ってから子どもの状態を分析し，療法に値する計画を立ててから実践していくと，効果を発揮できるかもしれません．感覚統合検査群の各検査は，感覚統合認定講習会を修了している方々が行ってくれます．感覚統合検査は時間を要しますので，感覚統合検査群の一部の soft-neurological sign を検査（微細な脳神経学的検査で clinical observation；CO：臨床観察検査といわれています）することでも，おおよその判断は可能です．

なお，巻末資料に筆者らが活用している問診票を添えておきますのでご参照ください．

6　子どもの脳内現象と行動との関係

図表6のように，積木のブロックが隣同士で助け合って機能し，子どもの行動が成り立っています．エアーズ博士は，図の第4段階になるためには，第1段階と第2段階における心身両面の基礎作りの大切さを述べています．個人の臨床経験からも，心身両面の基礎作りの重要さを感じています．子どもたちは成長とともに集団生活に参加していきますが，人的・物的環境の影響，特に人的環境の影響を多大に受けて育っていきますので，養育者や療育者の考え方が子どもの対応方法になります．そのため，子どもに何らかの問題が生じている場合には，子ども自身は自分の身を守るために，大人から見ると問題行動といわれるような行動をとってしまう場合があります．自分の身を守るということは，脳内現象として生じている当然の現象で，自分の身が思うように行動できない子どもにとっては，本能的に行動してしまうのではないかと思います．原因がわからずに身に不安を感じたとき，大人も同様の行動になるでしょう．シャワーの水や雨にあたると「痛い」と感じてしまう方もいます．「手を洗いましょう」と簡単にいいますが，子どもにとっては「嫌いなこと」になってしまう場合があります．逆に反応の鈍い状態もあり，過敏と鈍感の両方の状態を持ち合わせている場合もあります．

「気になる行動」「問題行動」と断定する前に，子どもの脳内現象に視点を置いて考えると，子どもへの対応が適切になりやすくなると思います．脳内現象に関してはこの本の趣旨ではありませんので，多くの著名な先生方が執筆している書籍をお読みください．

7　保育園・幼稚園・学校での生活

集団生活になると，子どもたちは慣れるまでに時間を要します．特に発達が滞っている場合は，数倍に時間を要すると思います．その時間を短縮できるのは人的環境によります．つまり，教育にあたる方々の，子どもの行動の理解の仕方により大きく変化します．

これまでの経験から，無理に集団生活に入れ込もうとせず，子どもが参加してくる様子を観察しながら「待つ」「見守る」姿勢が大切かと感じています．大人の判断時間と子どもの判断時間には違いがあります．発達が滞っている場合は，見たり聞いたりして何かを判断し，行動に移すのに時間を要するので効率も悪い場合が少なくありません．自分勝手なことをしているように映る子どもの行動は，実は，教室内で自分勝手にしているように映るかもしれませんが，友達が何をしているのか，教室内には何があるのかなど観察しているのかもしれません．適切

第 2 章

な行動がとれないために自分の得意なことをすることで自分を落ち着かせ，教室内の状態を判断し，「このような手順で教室の活動が行われている」と理解できた時点で，少しずつ参加していくかもしれないのです．

「子どもの行動を待っていられない」という理由も理解できますが，その理由は教育者本位の理由になっているのではないかと感じるときがあります．集団生活では他の子どもたちのことも考えたうえでの教育ですが，「弱い子に視点をあてながら行う教育は，他の子どもたちは教育者の行動を見ているので，教育者を助けてくれるように働く」といっている先生方もいらっしゃいます．

子どもの行動を見守れないがゆえに待てず，無理やりに参加させることは，先生の対応の問題になりかねないのではないかと感じています．

8　早期発見・早期対応の考え方

早く見つければ何とかなるのではないか，というような思い込みもないわけではありません．早期対応があることを前提に，早期発見するのであれば大変よいことです．

現代の親御さんは，種々の育児書やインターネットで発信される情報を頼りに育児にいそしんでいます．情報の氾濫が「育児不安」や「育児拒否」のような弊害にもなりかねない現象が生じているため，療育施設を訪れて相談する方々が増えています．情報を適切に選択できないことなどから，親御さんの不安を掻き立てているように感じてしまうこともあります．療育者は，親御さんの訴えに寄り添いながら，心配しなくても大丈夫な状態と今後の経過を観察したほうが安心するであろうと考えられる状態について，理由を説明し定期的に経過を追っていく必要があるのではないかと思います．育児不安は以心伝心で，赤ちゃんや子どもに伝わり，家庭内環境にも影響を及ぼしてしまうようです．

早期発見することは必要であると思いますが，子どもの脳が成熟していく過程を考えずに，早期対応と称して，外的刺激をたくさん与えてしまう弊害も考えなければならないでしょう．子どもの状態を，"発達里程標"をあくまでも参考にしながら，子どもの発達には個人差があることを踏まえたうえで，観察を怠らず，適切な判断と対応を心がけていきたいと思います．

0歳～学童期までの発達里程標を巻末資料に示しました．

文献

1) 小西行郎：赤ちゃんと脳科学. 集英社新書, 2005.
2) AJ エアーズ（佐藤 剛 監訳）：子どもの発達と感覚統合. 協同医書出版社, pp90-102, 1982.

第3章

子どもと遊びと音楽と

✅　子どもは普段の生活が遊びで，発達年齢に応じた遊びを通して他人の理解，対人関係，言葉の発達，日常生活の動作や行動，社会性などを身につけていきます．子どもたちは音楽が大好きで，テンポのよいリズミカルな音楽が奏でられると，自然に身体が動き出したり歌い出したりします．リズム感は滑らかな筋活動から器用な動作をつくり出し，子どもの体づくりや言葉の発達を促し，生活にリズムをつくっていきます．

第3章 子どもと遊びと音楽と

1 子どもの遊びの考え方

　今様歌謡集の梁塵秘抄巻2に「遊びをせんとや生まれけむ，戯れせんとや生まれけむ」（意味：遊ぶために生まれてきたのだろうか，戯れるために生まれてきたのだろうか）と謡われているように，子どもにとって遊びは，生活のすべてであるといっても過言ではないでしょう（図表8）．人間の発達過程で赤ちゃんが発声するバブリング（babbling）は，赤ちゃんの遊びの始まりともいえます．

　子どもの行動を観察していると，子どもは自分の周囲にある道具や物を遊びの対象に使っています．時には，自分の弟や妹まで遊びの対象のようにしていることもあります．子どもは「遊びの天才」としての才能を持ち合わせているのかもしれません．

　遊びが楽しいのは，主体が自分自身であり，自主的に行っているからではないでしょうか．強制されたり制約されたりすると，楽しみは半減し興味がそれてしまいます．自由にかつ自発的に行えるがゆえに，意の向くままに長時間没頭できるのではないでしょうか．

　遊びの研究では，ホイジンガ（J. Huizinga, 1872〜1945），カイヨワ（R. Callois, 1913〜1978），ピアジェ（J. Piaget, 1896〜1980）らの子どもの発達過程から捉えるものや，西村の思想や文化と哲学・文化史的な側面から捉えるもの，エリクソン（E.H. Ericson, 1902〜1994）やウィニコット（D. Winnicott, 1896〜1971）らの精神分析的なものがあります．

　遊びの体系的な分類を試みたのは，ホイジンガの分析『ホモ・ルーデンス』の後を受け継いだカイヨワといわれています．ホイジンガは，1938年に「文化こそ遊びから生まれるのである」と『ホモ・ルーデンス』において唱えています．ホイジンガは，遊びの特徴を，次の5つに要約しています．

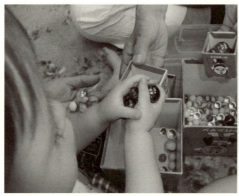
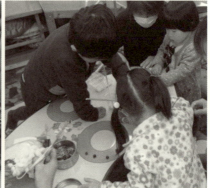

図表8　子どもは遊びの天才

① 自由

② 実生活外の虚構

③ 没利害

④ 時間的・空間的に分離

⑤ 特定のルールの支配[1]

遊びがすべての文明において重要な役割を果たしていて，文明の根源をなすものであり，「遊びという言葉は，①制限，②創意，③自由の諸観念を併せ持っている」とも述べています[2]．また，「遊びほど，注意，知力，神経の強靱さを必要とするものはなく，人間を自然の状態に導く」とも述べています．遊びの定義に関しては，下記の6つの活動として述べています．

① 自由な活動（強制されないこと）

② 隔離された活動（あらかじめ決められた明確な空間と時間の範囲内に制限されていること）

③ 未確定の活動（ある種の自由が残されていること）

④ 非生産的活動（財産も富も，いかなる種類の新要素も作り出さない）

⑤ 規則のある活動（約束ごとに従う活動）

⑥ 虚構の活動（日常生活と対比した場合，非現実的であるという特殊な意識を伴っている）

保育領域の職種には，幼児期の子どもたちを上手に遊ばせることが求められます．しかし発達過程で滞りを示している子どもたちの遊びは，遊ばせ上手な保育士というだけでは対応が困難な場合が多いようです．遊びを臨床的な価値観をもって捉え，治療として実践している職種は，臨床心理士や作業療法士なのかもしれません．

発達遅滞児に対して，急性期において病院や施設で治療を行った後，養育者および家族が生活している地域で支援を行う方向性を示したのは厚生労働省です．保育士や教諭が発達の滞りを示す子どもたちを預かり，自分の持ち合わせている能力に頼りながら実践していますが，四苦八苦している現状を耳にすることが多く，研修会などに参加し自助努力で学びを深めているようです．

第5章の5人の療育事例の実践では，筆者らが四苦八苦しながらも10年以上の年月を費やし検討を重ねた結果，療育の方向性が示せるようになってきた現状をお伝えしています．子どもたちを中心に置き，子どもが自ら取り組む遊ぶ姿勢を大切にし，子どもの遊びをどのように展開し，療育目標に近づけられるか，事例を挙げて解説しています．

文献

1）ロジェ・カイヨワ：遊びと人間．講談社学術文庫，pp16-41，pp347-348，2009．

2）ヨハン・ホイジンガ：ホモ・ルーデンス．中央公論新社，1973．

COLUMN プレイとプレイング・マネージャー
～遊びと遊戯療法について～

伊崎純子

（白鷗大学教育学部 准教授・リズム園非常勤臨床心理士）

　ゲームプレイソフト，テニスプレーヤー，ミュージカルプレイ，キーボードプレーヤー，リプレイなど，"Play" には，遊ぶ・競技する・演技する・演奏する・再生するという意味があります．「発達支援 飛翔のもり リズム園」に通所する子どもたちも，当園で真剣に遊び，自分に挑戦し，自己表現に夢中になっています．

　"Play Therapy"（遊戯療法）は心理療法の技法の一つです．傍目にはただ遊んでいるだけに見えるかもしれませんが，実は子どもの遊び相手であるセラピストはプレイング・マネージャーさながら，目配り・気配りをつねに怠りません．非指示的心理療法の流れをくむアクスライン（V. M. Axline, 1911～1988）による，遊戯療法家に必要な以下の8つの原則[1]（すべて「セラピストは」という主語で始まる）が有名です．

①子どもと温かい友好的な関係を作るようにしなければならない．そうすれば，よいラポール（カウンセリングなどで重視される親和的な信頼関係）が早急に確立される．

②あるがままの姿の子どもを受容する．

③子どもとの関係で，あらゆる感情を自由に表現してもかまわない関係を作り出すようにする．

④子どもが表出している感情を敏感に察知し，これらの感情を子どもにフィードバックし，自分の行動を洞察しやすいようにする．

⑤子どもに自分自身の問題を解決できる機会さえ与えるなら，子どもが，自ら解決できる能力を持っていることを深く信じて疑わない．選択し，変化しはじめる責任は子ども自身にある．

⑥子どもの行動や会話に指示を与えることのないようにする．子どもがリードをとり，セラピストが従う．

⑦治療を早くしようなどとはしない．治療は徐々に進歩する過程であり，セラピストはこのことをよく理解している．

⑧治療を現実の世界に関係づけておくのに必要な，また子どもに治療関係での責任を自覚させるのに必要な制限を与えるだけである．

　子ども（の心を忘れていない人）は遊ぶことに目的を必要とせず，台風が来ても叱られても現実を忘れ，遊びそのものを楽しみます．遊びは文字どおり夢の中，「ゆとり」を生み，自己治癒力を高めます．現実が窮屈なときこそ，遊べる空間や時間を守るマネージャーが必要です．つまり，専門職は自分自身が遊びに没頭することなく，まさに子どもの遊びを共有（プレイ）しながら，場の管理（マネージャーとしての役割）を担っているのです．

注

1）Axline VM：Play Therapy. Churchill Livingstone, pp69-70, 1989.

子どもと遊びと音楽と

2　子どもの遊びの発達と工夫

　子どもの遊びはたくさんありますが，療育現場では身体的な遊び，知的な遊び，社会性を培う遊び，スキルを要する遊びなどに分けて子どもと関わっていると思います.

　ホイジンガは，「遊びという言葉は，制限，創意，自由の観念を持っている．遊びは，注意，知力，神経の強靭さを必要としていて，人間を自然の状態に導く」と述べています.

　下記に 5 つの遊び「滑り台」「ブランコ」「ジャングルジム」「ボール」「登り棒」などを取り上げ，子どもの発達段階に応じた遊び方，その時期の子どもの創意・工夫の仕方，遊びが達成できると自由に動けて注意力や知力を働かせて困難な活動に取り組んでいく状態を，私見を交えて提示しました．これらの 5 つの遊びは，身体的な基礎となる運動として，ジャンプする能力，身体を支えていられる能力，よじ登ったりぶら下がったりする能力になります．基礎となる運動が獲得されるとそれを活用して，幼児期の遊びの木登り，鬼ごっこ，滑り台遊び，ブランコ遊び，手押し相撲，足押し相撲などに波及していきます．就学すると，基礎となる運動は縄跳び，跳び箱，鉄棒，マット運動に展開していきます.

　遊びの例は暦年齢に分けて示していますが，健常とか障害とかに関係なく，その遊びの発達時期に到達している子どもが，次の遊びに展開していく指標と考えるとよいかもしれません.

　種々の遊びにチャレンジしていく子どもは，自主的に取り組んでいくことで，中枢神経系のネットワークが密になり，神経系の強靭さにつながっていくと考えます．それを証明する視覚の研究を（図表 9）示しました.

　また大人は，子どものチャレンジしていく姿をどのように考え手助けしていったらよいかについても述べました．大人が子どもの行っていることを見ていられずに何から何まで手助けしている姿は，傍から見ていると大変親切にも映りますが，子どもの自主性やチャレンジしていこうとする意欲を奪うことになります．子どもは大人に助けてもらう快感で，「何もしなくても誰かが面倒を見てくれる」と勘違いし，依存心の強い自律しにくい子どもに育ってしまいます.

　子どもの遊びは，子どもがやりたくて行っている活動ですので，じっくりと見守りながら，伸ばせる芽は摘まないようにしたいものです.

第3章

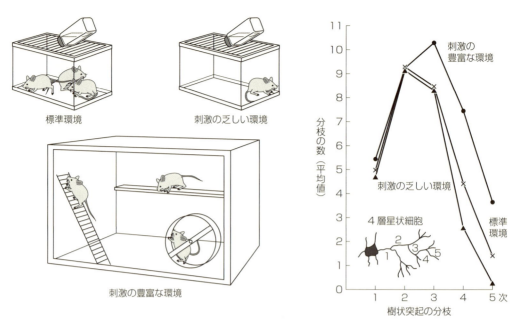

図表9　異なった飼育環境による大脳皮質ニューロンの樹状突起の発達の違い〔文献4より引用改変〕

1　滑り台遊び

　一般的な滑り台は，地面に固定されています．固定遊具と関わる遊びであるため子どもの身体能力を充分に発揮して遊ぶことができますが，滑り台の頂上までの高さとスロープの角度が大きいため，子どもの身体的・精神的な発達状態を考えた遊び方が要求されます．

　1歳頃：滑り台の階段を登ることは困難な状況にあり，大人の手につかまったり両手で手すりにつかまったりして階段昇降をしています．子どもは自分の力で登っていきたくなり，滑り台の下から滑り台の左右の縁をつかんでよじ登っていこうとしますが，滑り台の途中で力尽きて，うつ伏せになってそのまま滑り降りてくるでしょう．その動作を繰り返しているうちに，滑り台の左右の縁をつかみながら頂上までよじ登り，背中やお尻を使って滑ってくるようになります．

　この時期は感覚-運動遊びの時期ですので，自分の身体活動による経験をたくさん積み，身体感覚や身体図式を獲得していく時期になるでしょう．身体活動による経験を積んでいるときの子どもの活動は危険を伴いますが，危険をどのように回避して行動がとれているのかを見守ってあげることが重要です．子どもから「手伝って」「助けて」の視線や言葉があったときが大人の出番です．子どもから何らかの発信をすることは，子どもが助けを必要とするときに助けてくれる人が誰かがわかり，遭遇している場面に応じた言葉の使い方や表現をすることで，人と交流することがわかるようになり，コミュニケーション能力を学習していくきっかけを作ることにつながります．

　また誰かに助けてもらえたことで，自分の体験から人の優しさや親切心を学び取ることにな

子どもと遊びと音楽と

ります．大人の対応次第で，子どもが大人の行動を模倣し，周囲の人にやさしく振る舞うことができ，周囲にほめられ能動的に行っていることで記憶されやすくなります．手助けをする大人は，例えば滑り台では，危険のないように子どもを守ってしまうのではなく，危険のないように手でガードしながら，子どもが安全に滑れる前段階までの行動を言葉で誘導し，従えたらほめて次の指示を伝え，子どもが自分の力ですべて体験できたようにしてあげることが重要です．自己達成感は，このようにして遊んでいるときの大人の対応によりつくられていきます．大人が手助けをして危険を回避でき安堵するのではなく，子どもが自力で危険を回避できるように計らうのが大人の役割だと思います．

　滑り台遊びの応用編として，プールでのウォータースライダー，公園の築山を段ボールの箱に乗って滑り降りる，螺旋状の滑り台，途中に踊り場のある長い滑り台，ローラー滑り台，山登り，ロッククライミングなどがあります．それぞれ，平衡感覚（前庭覚）や力のコントロール（固有覚），視覚運動や触覚などが促通されるでしょう．

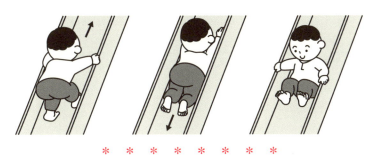

＊　＊　＊　＊　＊　＊　＊　＊　＊

2歳頃：1段ずつですが階段昇降が可能になり，自分の力で階段を登り，滑り台の頂上からお尻をつけて滑ってきます．このとき股関節と膝関節を曲げて，踵でブレーキをかけたりして速度の調節をしますが，まだ滑り台の左右の縁をつかんで滑ってきます．時には滑り台の頂上からボールを転がして楽しんだり，自分の履いていた靴を転がしたりして楽しみます．丸いものの転がり方と，靴の転がり方の違いなどがわかり，靴がボールのように転がる工夫してみたりしています．大人との関係を求め，大人が滑り台の途中に腕や段ボールでトンネルを作ったところをくぐり抜けたりして，全身で喜びを表現して遊んだりします．また，大好きなキャラクターのぬいぐるみや車などを滑り台の頂上から滑らせて楽しんだりします．

　この時期は，感覚-運動遊びが知的な側面の発達にも発展する時期になります．見たり聞いたり触れたりの体験をすることで，物の存在を確認していく時期になるでしょう．子どもは，遊んでいても力加減が中途半端な時期でもあり，乱暴な行動に見えるかもしれませんが，「優しく触れて」「そっと置いて」「大切なものだから丁寧にしよう」など抽象的な言葉を具体的な行動のときに言動で伝えながら，大人の適切な行動で見せて伝えていくことが重要です．年上の子どもや同年齢の子どもと遊ぶような仕草が見られても，この時期は並行遊びの状態で，周囲の子どもの活動が気になりながらも交わっていけない時期でもあります．個人差はありますが，無理やりに集団生活をさせなくてもよいかもしれません．

27

第3章

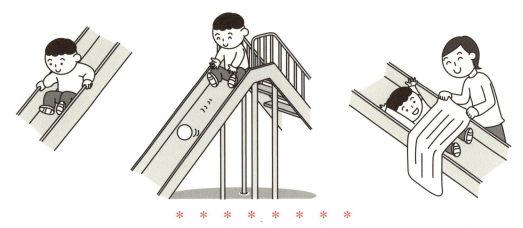

＊　＊　＊　＊　＊　＊　＊　＊

　3歳頃：一人で滑り台に登ったり滑り降りたりできるようになります．滑り台の縁をつかんだり離したりしながら，速度の変化を楽しんだりしています．滑り方も寝転んで滑ったり，お尻で滑ったりして変化を楽しんだりします．滑り台の頂上に長いロープをくくりつけ，滑り台の下まで垂らして，そのロープを手繰りながら滑り台の頂上まで登ったり工夫したりして遊べるようになります．

　この時期は，三次元の空間操作が可能な時期で，身体活動は活発になり，道具や物の用途がわかり操作ができるようになります．言語表現も三語文で表現でき，内容も形容詞の使用が盛んになり，仲間と感情を共有するような場面もうかがえます．友だちと物を分け合ったり，共有して使ったりもできるようになってきます．交友関係が取れるようになってくる頃には，子どもは仲間を求めるようになりますので，幼稚園，保育所（園），子ども園など日中に遊べる集団の場を求めるようになります．子どもに合った集団生活を選択し，提供していくことが重要になります．

　発達がゆっくりとしている場合や偏った行動をとっている子どもの場合は，3歳になったからといって集団生活に参加することを選択しなくてもよいのではないかと考えています．集団に適応するであろう時期がきてから，その子に合った環境を選択し，無理のない環境で適応していくように配慮することが大切なのではないかと考えています．

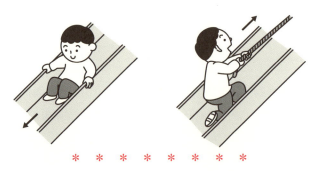

＊　＊　＊　＊　＊　＊　＊　＊

　4歳頃：滑り台を駆け上がったり，途中で止まってパーフォーマンスをしたりして，斜めのスロープ上で自由自在に遊ぶことができ，降りるときも種々の姿勢でスピードを変化させたりして楽しんでいます．滑り台の頂上に砂や石を入れたバケツなどを持っていき，頂上から砂や石を滑らせてみたりして工夫して遊び，滑らせた物質の転がっていく変化を眺めて楽しんでい

ます．

　身体的にも知的にも工夫して遊び，その変化を楽しめる時期になります．集団生活が充実してくるため仲間意識が高まり，言葉でやり取りをしたり自分のやりたいことをイメージしながら遊べるようになってきます．

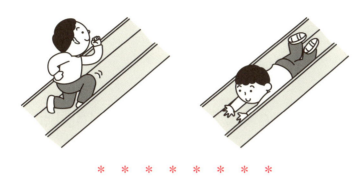

＊　＊　＊　＊　＊　＊　＊　＊

　この年齢の子どもは，男の子は男の子らしい，女の子は女の子らしい遊びをするようになり，遊びの中で役割を決めたごっこ遊びができるようになります．友だちに対して好き嫌いの感情が見られるようにもなります．

　また，話す速度やリズム，声の大きさなどが適切になり，二者間での会話が成り立つようになってきます．位置関係や時制（過去・現在・未来），接続詞などを使用し，ほぼ正確な文法で発話ができるようになります．遊びの中でも身体的に三次元の空間操作が可能となり，言葉を介して仲間と遊べるようになります．

2　ブランコ遊び

　一般的にブランコには支柱はありますが，ブランコそのものは紐で 2 か所が支えられ，紐の長さにより揺れ動く範囲が異なります．座面は細長くて狭く背もたれはなく，吊るされているため動きのある状態での遊びになります．

　1 歳頃：座面にまたがり，両手で片側の紐を持ち，自分の身体全体を動かしているような状態から，左右の紐を左右の手で握り座面に正面を向いて座ることができるようになります．他児がブランコに乗って足を動かし大きく揺らしてこいでいるのを見て，足を動かすとブランコが揺れることを理解して真似しようとしますが，ブランコの揺れと自分の身体の揺れが連動しないため，あまり動いてくれず思うような動きにはなりません．大人に揺らすことを要求し，揺らされて楽しむことができるようになります．

第3章

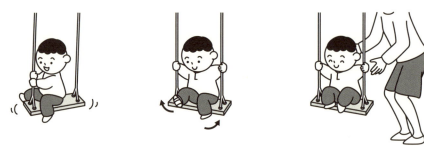

＊ ＊ ＊ ＊ ＊ ＊ ＊ ＊

　2歳頃：ブランコが大きく揺れるということは，自分の身体で揺らしても困難だとわかり，両手を座面に置いて自分の脚で前後に走りながら操作をしています．

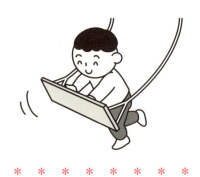

＊ ＊ ＊ ＊ ＊ ＊ ＊ ＊

　3歳頃：ブランコの紐を持って自分の身体を前後に動かして，わずかながらもコントロールができるようになりますがうまく連動せず，腕全体を使って紐を大きく動かし，いかにも身体が大きく動いているかのようにこいでいます．時には自分の身体が大きく揺れるのではないかと座面に腹ばいになり，足で地面を蹴って大きく動かします．また，座面に立ち乗りをして足で蹴ってブランコを揺らそうとしていますが，思うようには動きません．

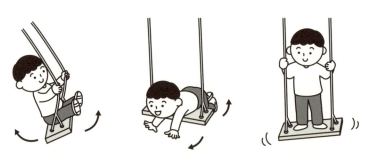

＊ ＊ ＊ ＊ ＊ ＊ ＊ ＊

　4歳頃：ブランコの座面に立ち乗りをして，膝の屈伸を活用しブランコをこぎ出します．上手にこげるようになると，友だちを座面に座らせ，自分は立ち乗りをして膝の屈伸を活用し，友だちと自分の重さのブランコを力強くこげるようになってきます．ブランコの動きが前後だけでは面白くなく，足を地面につけたまま紐をねじっていき，足が地面から離れた時点で回転するブランコの動きを楽しみます．

子どもと遊びと音楽と

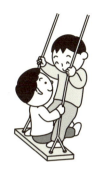 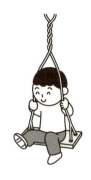

＊　＊　＊　＊　＊　＊　＊　＊

　ブランコ遊びは，1歳頃から「どのようにしたら大きく揺れるのか？」を試行錯誤しながらチャレンジし目的を達成していきます．一人遊びではなく友達と一緒に乗ったり友達の乗っているブランコを押したりして楽しめる遊びです．

　1歳・2歳頃には危険性が伴う遊びですので，大人は，子どもの前後方向の落下に注意が必要です．座面の高さを低くして足が接地できるようにして行うと，危険性は軽減するでしょう．綱をねじって回転する方法はめまいが生じるので，回転が止まるころには危険のないように注意する必要があります．

　ブランコの応用編は，車のタイヤを3本または4本の紐で縛って天井から吊り下げて，タイヤが横になったブランコに乗ってこいだり，タイヤを1本の紐で天井から吊るして，縦になっているタイヤに腰かけたりまたがったりして揺らすブランコも楽しいです．直径20〜25 cmの円盤の真ん中に穴をあけ，紐を通して天井から吊るして円盤ブランコも楽しいでしょう．

　縦に吊るしたタイヤブランコや円盤ブランコは，座面が広く安定していて傾斜が少ないのが特徴です．円盤に座り紐につかまって揺らすことで肩甲骨周囲筋，体幹筋，上・下肢の筋緊張状態を高め姿勢調整をして，前庭系と固有系の感覚統合がなされます．タイヤを横にしたブランコは，タイヤの穴にお尻が入り，タイヤの縁に背中をもたれさせることができるので安定したブランコになり，ブランコを怖がる子でも恐怖心が薄れ安心して乗ることができます．

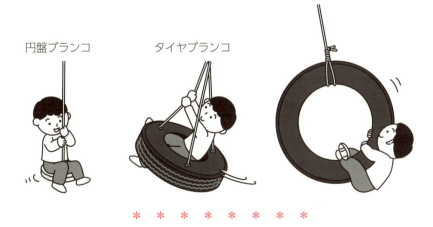

円盤ブランコ　　タイヤブランコ

＊　＊　＊　＊　＊　＊　＊　＊

31

第 3 章

3　ジャングルジム遊び

　ジャングルジム遊びは，縦・横にパイプで組まれた空間で，自分の身体を縦・横・斜め方向に移動させることで空間内での自分の身体を感じとり，身のこなし方を学習していく遊びです．手と足を上手に使って自分の身体を移動させていくには，体幹が安定していることが大切で，安定することで手足に力が入りやすくなり，体幹と上・下肢が強調的に動いてくれます．

　1 歳頃：ジャングルジムの最下段の狭い空間を，自分の身体を意識しながらぶつからないように水平方向に移動していきます．この動きは，自分の身体の大きさや動きを知るための身体図式を発達させていきます．

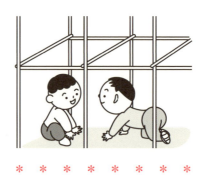

* * * * * * * *

　2 歳頃：垂直や斜め方向への移動ができるようになってきます．また横棒にぶら下がって遊んだりできるようになります．この動きは，走ったり高いところから飛び降りたりすることにつながっていきます．

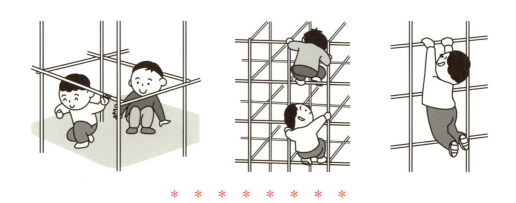

* * * * * * * *

子どもと遊びと音楽と

　3歳頃：縦・横・斜め方向に自由に動き回り，横棒の2〜3段目辺りから向きを変えて飛び降りられるようになってきます．この動きは，平均台から落ちないで歩いていけるようになったり，高いところのボールをジャンプして叩いたりすることができるような活動につながっていきます．

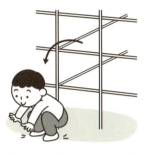

＊　＊　＊　＊　＊　＊　＊　＊

　4歳頃：前向きの移動だけではなく背向きで移動ができるようになり，ジャングルジムで鬼ごっこやゲームを楽しむことができるようになってきます．

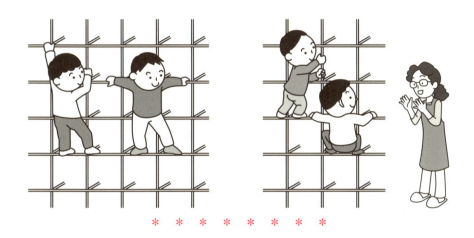

＊　＊　＊　＊　＊　＊　＊　＊

第3章

5歳頃：自分たちでルールを考えた遊びができ，横棒を鉄棒がわりに前回りや逆上がりをし，アクロバットのような反り返りや逆立ち動作もできるようになってきます．

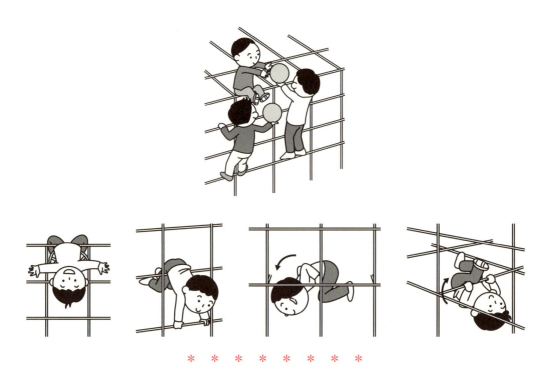

* * * * * * * * *

　大人は，ジャングルジムからの落下や頭部を打撲するなどに注意を払うことが必要になるでしょう．子どもの遊びに入り込むよりは，遠巻きにしながら監視を怠らないことが重要になります．

　ジャングルジム遊びの応用として，マットレスの上に大きな網をかぶせて，その中をくぐり抜ける遊びは，高いところを怖がる子どもには怖がらずに取り組めます．マットレスの軟らかさとその軟らかい上でネットを操作してくぐっていくことにより，空間内での身体移動や身体図式を経験できる遊びになります．

4　ボール遊び

　ボール遊びは簡単に取り組みやすい遊びで，ボールの大きさや重さ，転がし方，投げ方，投げるときの動作など，年齢により様々な遊びができます．

1歳頃：ボールを転がして追視し，持っているボールを落としては目で追っています．

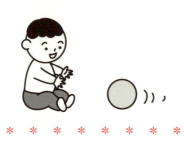

* * * * * * * * *

34

2歳頃：握ったり放したりする動作が協調的に行えるようになり，タイミングよく目的に向かってボールを投げられるようになります．

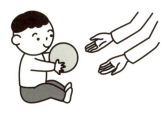

＊　＊　＊　＊　＊　＊　＊　＊

3歳頃：いろいろなボールをの投げ方ができるようになり，オーバーハンドでも投げられるようになります．また片足立ちの時間が長くなり，ボールを蹴ることができるようになります．

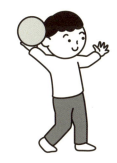

＊　＊　＊　＊　＊　＊　＊　＊

4歳頃：ボールを腕全体で受けることができるようになります．

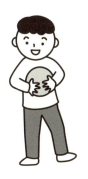

＊　＊　＊　＊　＊　＊　＊　＊

第 3 章

6歳頃：集団生活でイスに座って机上での作業が活発になり，自由に絵を描くことができるようになります．うさぎ跳びやスキップも可能になって身軽な動きとなり，ボールを手で受けとれたり，繰返し弾ませ鞠つきをしたりするようになります．キャッチボールをして遊ぶことも楽しみになります．

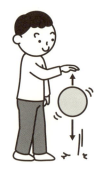

＊　＊　＊　＊　＊　＊　＊　＊

　大人は，子どもの発達年齢に合わせて，ボールを一定方向に転がしたり投げたり，種々の方向に転がしたり投げたり，転がす速度や投げ方を変えたりして変化をもたせます．子どもがボールを投げたり受け止めたりするときの適切な反応やタイミングをつかめるよう，楽しく遊ぶことが大切です．
　ボールの代わりにお手玉やゴム風船，紙風船，クッシングボールを使った遊びは，触覚系の変化による感覚の調整や，ボールにかわる遊び道具で協調動作を促したり，力加減の調節が可能になったりすることが可能です．

5　登り棒遊び

　手足に力を入れて，支柱のような棒に手でしっかりとつかまり，足を使って登っていく遊びです．

　3歳頃：登り棒を股で挟み，両足で自分の身体を固定し，両手を使って上の方に登っていきます．体幹は登り棒にしっかりとついていて，しがみつくような動きになっています．

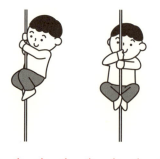

＊　＊　＊　＊　＊　＊　＊　＊

4歳頃：高いところに登りたくて，大人の力を借りて登って行こうとします．この頃は手足と両膝を上手に使い，体幹は登り棒から少々離れて登ることができます．

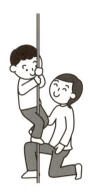

＊　＊　＊　＊　＊　＊　＊　＊

5歳頃：自分の力で登っていくようになります．登っている棒の隣の棒につかまりたいときは片手で隣の登り棒をつかみ，両足と両膝や股を使って身体が落ちないように保ちます．2本の登り棒を使ってぶら下がったり空間で身体を回転させたりするようになります．

子どもは高いところから見下ろしたり，地面では経験できないような空間動作を楽しんだり，アクロバットのような動作ができるようになることで自信をつけていきます．

大人は子どもがチャレンジしている動作を手伝ってしまうのではなく，落ちないように気配りする任務があり，子どもの自信を高められるように見守ることが大切です．

登り棒の応用としては，うんてい遊びやターザンロープ，蜘蛛の巣ネット遊びなどがあります．体幹の安定性と体幹と上・下肢の協調的な活動，全身のバランスを獲得していく能力を促進することができます．

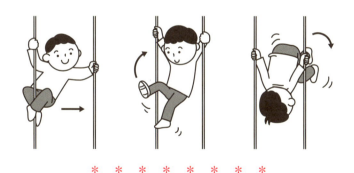

＊　＊　＊　＊　＊　＊　＊　＊

文献

1) 福田恵美子（編）：人間発達学．第3版，中外医学社，2015．
2) リサ・A・カーツ：不器用さのある発達障害の子どもたち 運動スキルの支援のためのガイドブック．東京書籍，2012．
3) 柳澤弘樹（監）：発達障害の子の脳を育てる運動遊び．講談社，2015．
4) 津本忠治：脳と発達—環境と脳の可塑性（シリーズ脳の科学）．朝倉書店，1986．

3　感覚―運動遊びから具体的操作遊びへの展開

　感覚-運動遊びや具体的操作遊びといいますと，スイスの心理学者のJ.ピアジェ(Jean Piaget, 1896〜1980)の「遊びの思考発達段階説」を思い浮かべる方も多いと思います．ピアジェのみならず発達の研究者たちは，子どもは，種々の感覚を働かせて身体を活発に動かして遊び，発達を促進させていると述べています．身体の動きは目に見える現象ですが，身体に入力される目に見えない感覚にも目を向けて，運動と感覚の双方の関わりから捉えているのが「感覚-運動遊び」です．子どもは反射的に動きながら考えることを獲得し，感覚-運動-思考を相互に作用させた遊びを通して，自分自身を創り上げているのが子どもだと考えられます．

　遊びを，縦軸に感覚面，横軸に運動面を配置し，難易度に分けて考え，実践した例を紹介します．簡単な遊びで子どもが取り組みやすく，なおかつ子どもたちの気になる行動の改善ができる遊びを，「紙遊びの展開」(図表10)，「粉・粘土遊びの展開」(図表11)，「布・袋遊びの展開」(図表12)として図示しました．この例は，特別支援学校小学部の先生方と検討したものです．遊びを授業に応用するために，苦手な課題にチャレンジできるような難易度を考えました．最終的には，家庭生活や学校生活で必要な生活諸動作の自立，楽しんで取り組むことで記憶にとどめられ，授業で必要となる認知面，集団生活で必要になる社会性を育み，就労支援につなげていきたい思いから検討された内容です．子どもたちは意欲的に取り組み，苦手な課題を一つずつ達成していきました．先生も楽しく取り組めるため，子どもに押しつけることなく笑顔の授業になったようです．人のやっていることに注意が向けられ，集中時間が長くなり，穏やかな友人関係で自己統制能力が養われることは，授業に取り組めるようになるだけでなく，社会人としてのマナーやルールの学習にもつながっていきます．

　遊びを授業に取り入れることは，発達障害の子どもにとっては楽しく無理なく授業を受けられます．日常生活の自立や認知面・社会性が獲得される前段階の過程，すなわち「紙あそび」では「紙と身体の触れあいを楽しみましょう」の遊びで，反射神経，腕力や脚力，物の操作能力，自分の身体を効率よく動かすことやバランス反応を高める感覚が養われていきます．

　この例のような遊びは，子どもの状態に適応させていくことが大切で，子どもの身体面や認知面を検査することで状態を把握し，問題となる原因を見極めて仮説を立て，目標に向かって対応していくことが求められます．

　定型発達児の場合は，自ら好きな場面や自分のできそうな遊びを選んで遊びだし，難しい課題にチャレンジして遊べます．

　以下に，「紙遊びの展開」(図表10)，「粉・粘土遊びの展開」(図表11)，「布・袋遊びの展開」(図表12)について，感覚面と運動面から，感覚-運動遊びから具体的操作段階の遊びへの展開と，感覚と運動が統合されて知覚に発展した具体的操作段階の遊び，最終的には学習課題に発展している状態について述べていきます．これは実践した例ですので，それぞれに簡単な遊びから展開できるものを考えていただけるとよいかと思っています．

　この例は学童児ですので，幼児期のような感覚-運動遊びが主体ではなく，前操作段階も含まれてくると思います．遊びそのものは，発達段階に種々の要素が含まれてきます．まずは子どもの遊びたい，何かをしたい，という意欲と大人が目的にしたいと考えている点の折り合いを

つけて子どもと話し合っていくことも，集団生活における自己統制能力を高められることにつながると思います．ゆえに，この図表の左上から始めなくても大丈夫です．

紙遊びの展開（図表10）

・子どもたちと一緒に新聞紙を好きなようにちぎって，滑り台のスロープの前に山積みにします．この山の中に滑り込んでいくことは，視覚をさえぎられるため前庭感覚が刺激されやすい状態になります．滑ることを怖がるような子どもは，恐る恐る新聞紙の山に入っていき，下からスロープをよじ登ったりします（感覚運動段階，前操作段階）．

・運動面では，粗大運動から微細運動に遊びを展開していきます．
紙テープのカーテンの中に入って自分の世界に浸り，ごっこ遊びに展開し，紙テープが破れないような操作を体得し，力の入れ具合を身体で獲得していきます（前操作段階）．

・感覚-運動野統合された状態では，散らばった新聞紙をゴミ袋に入れたり，ゴミ袋を紐でくくったりして，新聞紙の散らかっている教室を視野で捉えたり，両手動作や指先の巧緻性も高めることができます．また先生にお手伝いとか，自分で楽しく遊んだら後片づけをするという習慣も身についてきます（具体的操作段階）．

・感覚面では，破いた新聞紙を丸めたり，紐でくくったりして触感覚や固有感覚の獲得も期待できます（前操作段階）．

・感覚面と運動面の両方が調整されてくると，工作や折り紙，鋏の適切な使用，書字など，幼児期の年長レベルや学校生活での机上学習課題に取り組めるようになってきます（具体的操作段階）．

・応用編で，シュレッダープールやダンボールトンネルなどで，身体感覚が脳にマッピングされ，身体部位が知覚され，空間操作などの獲得が期待できます（具体的操作段階）．

粉・粘土遊びの展開（図表11）

・「わ～，何だろう」と子どもが触ってみたくなる小麦粉を，たらいのような大きな器にたっぷりと入れておきます．その中に子どもの好きそうなゴム製のミニカーやキャラクターグッズを，小麦粉の中に隠したり少々見えたりするようにして入れておきます．子どもは，最初は手で触ったり粉を巻き上げたりして遊びますが，徐々にたらいの中に入り，粉だらけになりながら粉が目に入らないように工夫したり，ゴム製の玩具を見つけ出したりして楽しみます．手足は粉だらけになるのを楽しんでいる様子もうかがえます．家庭では，母親が調理のときに使っていて触らせてもらえない小麦粉ですので，子どもは大喜びで関わっていきます．子どもは小麦粉の中に何かがあるのを発見し，次から次へと探し出します．大人が見つけ出した玩具と同じものを粉の中から探し出し，物のマッチングとしても知的発達を促しながら楽しめます（感覚運動段階，前操作段階）．

・また，粉と水を混ぜて小麦粘土を作ったりして，粉が固形に変化していく様子を楽しんだりしています（具体的操作段階）．

・運動面では，粗大運動から微細運動に展開していきます．

・タライをバケツに変えて，粉の中にゴム製の玩具，文房具，大きさのまちまちなビー玉などを隠しておき，大人が指示するビー玉だけを探し出したり，粉の中で握ったものが何かを当てっこしたりもできますます（前操作段階，具体的操作段階）．

第3章

運動面

粗大（全身を使った遊び）

感覚面（感覚を楽しむ遊び）

紙と身体の触れあいを楽しみましょう

新聞紙の山
丸めて積んだもの．6人が入るくらい大きい．
滑り台を滑って飛び込んだり，中に隠れたり…．
全身で感触を味わうことができる．

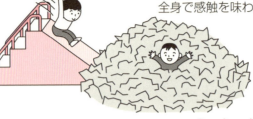

シュレッダープール
シュレッダーにかけた紙がたくさん入ってる．
丸めた紙とは一味違った感触が味わえる．

紙を丸めたり投げたりして遊び道具として使いましょう

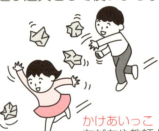

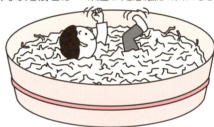

かけあいっこ
友だちや教師と同じ遊びをして楽しむことが目標の子にはよいかも．

目的の大きさや形に破いて楽しみましょう
やぶりっこ
2人で新聞紙をしっかり持ってひっぱる．
「せーの」と声をかけてタイミングをあわせると「ビリッ!!」と大きな音が出て楽しい．

袋に入れる
やることがわかりやすいので集中する子もいる．
なかには……
お腹に新聞紙を入れて気分は「タヌキさん」!?

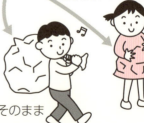

そのまま
気分は「サンタさん」!?

（ごっこ遊びなどへ）

図表 10　紙遊びの展開

横軸を運動面，縦軸を感覚面で捉え，左上部分は単純な感覚運動遊びで，右下部分は感覚運動遊びが

子どもと遊びと音楽と

（指先を使った遊び）　微細

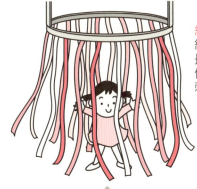

紙テープのカーテン
紙テープを天井から長めに垂らしたもの．使うとそれだけで刺激的！?

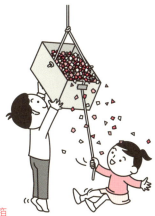

回転箱
プレイルームにひもを張り，ダンボール箱をつけたもの．箱を傾けたり，ひもを引くと上から紙ふぶきが降ってくる．

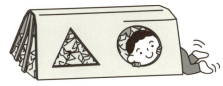

ダンボールトンネル
中に，丸めた新聞紙を入れておく．

紙を身にまといつけて楽しみましょう

おにぎりに変身！
さらにおべんとうが作れたりする．

ボール作り
新聞紙を握り，さらにアルミホイルで巻いてさらに握る．指先の力を使う．

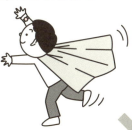

スーパーマン！?
イチジョウマン！?

紙を目的に使った工作へ波及させましょう

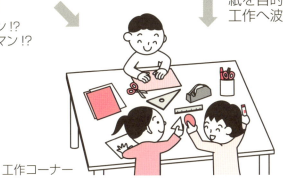

工作コーナー

認知面
社会性面

〔文献1を引用改変〕
認知的・社会的に高度であることを示した．→の方向にいくほど，遊びの内容は高度になっていく．

41

第3章

運動面
粗大 （全身を使った遊び）

感覚面 （感覚を楽しむ遊び）

粘土遊びの苦手な子どもの場合初めはたらいの中などで楽しみましょう

小麦粉プール
一人ひとり感覚遊びを十分楽しめるようにたらいに小麦粉をたっぷり入れてみました.

手足に粘土がついても大丈夫になってきたら，粉や砂の中に物を隠して，探し物遊びをしてみましょう

ビー玉さがし Part 1
粉の中にビー玉が入っています．粉を触るのが苦手な子に行う．

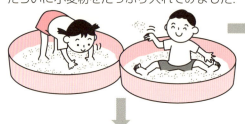
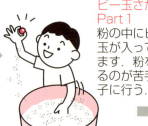

粘土や水をかけあって楽しみましょう

かけあいっこ，ぬりあいっこ
友だちや教師と同じ遊びをして楽しむことが目標の子に行う．教師が相手だと妙にはりきる子も．

粉や土に水を混ぜて練ってみましょう

小麦粉粘土を作ろう
水の量を調節するといろいろな感触の粘土ができる．粉に食紅を少し入れておいて，そこに水を入れると色が変わるので子どもたちもビックリ．

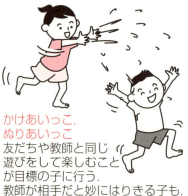
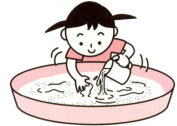

ひっぱりっこ
小麦粉に水を入れてよく練ったものを一晩ねかせると粘り気アップ！結構力をつかいます．

粘土に触ろう
お陽さまに当てて温めた粘土や，冷蔵庫で冷やしたものを使うと，さらに違った感触が味わえる．

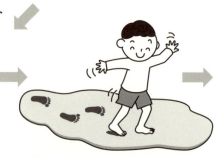

（ごっこ遊びなどへ）

図表11　粉・粘土遊びの
横軸を運動面，縦軸を感覚面で捉え，左上部分は単純な感覚運動遊びで，右下部分は感覚運動遊びが

子どもと遊びと音楽と

（指先を使った遊び）　微細

道具を使って
土・砂・粉で遊んでみましょう

道具（ふるい，手おけ，コップ，ボウルなど）をつかって
砂場で遊ぶときにも使えそうな道具を用意．
よく見て粉をすくい，ボウルに移しかえる．
粉をふるうときに余計な力が入っている子も…．

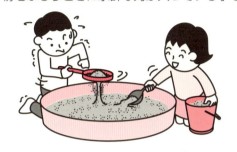

形を作って遊びましょう

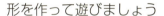

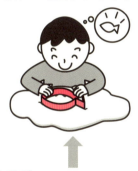

造型あそび
丸める，伸ばす，ちぎる以外にも
型抜きやめんぼうも
使ってみました．

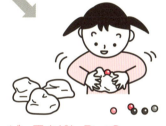

ビー玉さがし Part 2
小麦粉粘土の中にビー玉を入れた
お団子のようなものを用意．
宝探しのようでおもしろい．
指先を使います．

お友だちとごっこ遊びに
なりますネ

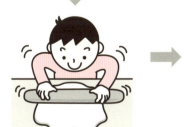

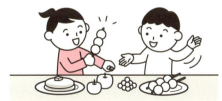

作ったもので
お店やさんごっこ

認知面
社会性面

展開〔文献 1 を引用改変〕
認知的・社会的に高度であることを示した．→の方向にいくほど，遊びの内容は高度になっていく．

43

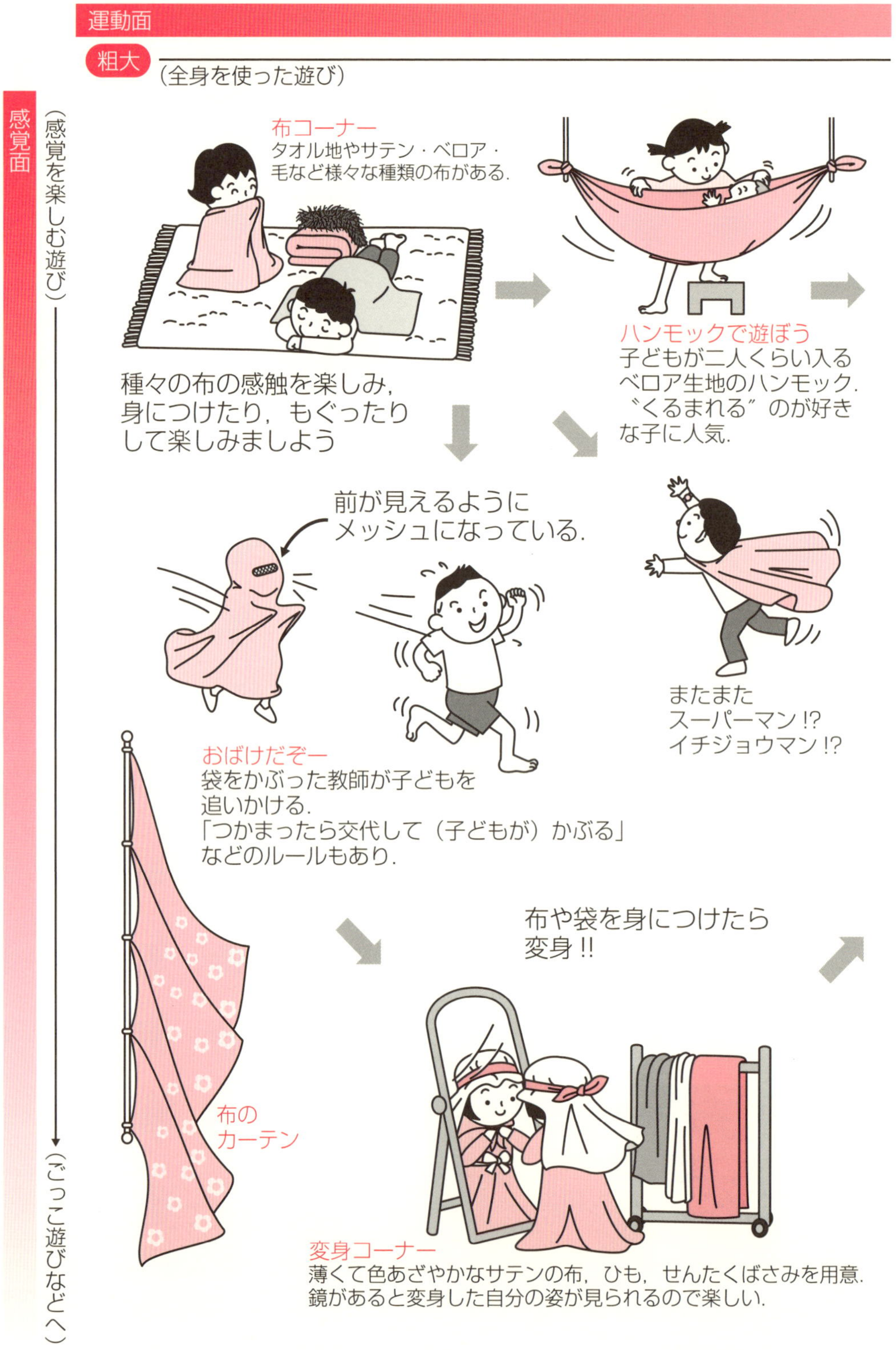

第3章

運動面

粗大 （全身を使った遊び）

布コーナー
タオル地やサテン・ベロア・毛など様々な種類の布がある.

種々の布の感触を楽しみ,
身につけたり, もぐったり
して楽しみましょう

ハンモックで遊ぼう
子どもが二人くらい入る
ベロア生地のハンモック.
〝くるまれる〟のが好き
な子に人気.

前が見えるように
メッシュになっている.

またまた
スーパーマン!?
イチジョウマン!?

おばけだぞー
袋をかぶった教師が子どもを
追いかける.
「つかまったら交代して（子どもが）かぶる」
などのルールもあり.

布や袋を身につけたら
変身!!

布の
カーテン

変身コーナー
薄くて色あざやかなサテンの布, ひも, せんたくばさみを用意.
鏡があると変身した自分の姿が見られるので楽しい.

（感覚を楽しむ遊び）

感覚面

（ごっこ遊びなどへ）

図表 12　布・袋遊びの

横軸を運動面, 縦軸を感覚面で捉え, 左上部分は単純な感覚運動遊びで, 右下部分は感覚運動遊びが

44

子どもと遊びと音楽と

（指先を使った遊び） 微細

袋の中身当て
袋の中に手を入れて
触れて判断する．

声を聞いて中に入っている人を当てる．

顔をすっぽり包む物に対して〝こわい〟と思う子もいるので，最初は目の前で慣れた先生が袋をかぶるところを見せるのもありです．

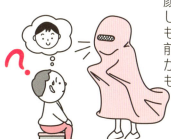

目で見ないでもわかるかな？
手だけでわかるかな？

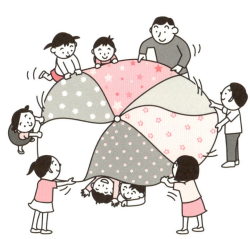

風船落とし
薄い生地に風船をのせ
触って落とす．
下にジャンピングボードが
置いてある．

スカイバルーン
教師の声に合わせて動かす
（上，下，小さい，大きいなど）．
ゆっくり持ち上げたあと，急に下に下げると
ドームのような形になる．
中に入ると楽しい．

買った物をカゴに入れる
大きい物を大きい袋に入れる．

お財布からお金を取り出す
小さい袋から小さい物を
取り出す．

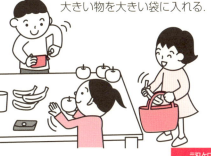

音楽がかかると
踊る子も…．

お店やさん

認知面
社会性面

展開〔文献 1 を引用改変〕
認知的・社会的に高度であることを示した．→の方向にいくほど，遊びの内容は高度になっていく．

第3章

- また，粉ふるいやざる，お玉などの道具を使って，玩具のすくいあげをして楽しむことも
  できます（前操作段階）．
- 感覚面では，粉のプールに水を入れたり小麦粉粘土にしたりして楽しむことができます．
  小麦粉粘土をほどほどの固さにしておくと，引っ張りっこで楽しめます．触覚，固有覚，
  前庭覚が統合されていくでしょう（前操作段階）．
- 感覚面と運動面の統合により，小麦粉粘土で型抜きをしたり，丸めたり，伸ばしたりして，
  お店屋さんごっこが楽しめます（前操作段階，具体的捜査段階）．
- 小麦粉粘土で工作をしたり，塑像を作ったりして楽しめます（具体的操作段階）．
- 応用編として，小麦粉のかわりに小豆，古米，大豆などを使うと，探し物をするときに子
  どもの手に圧が加わり触圧感覚も得られるでしょう．小麦粉と混ぜ合わせて粘土にする
  と，塑像の変化が楽しめます．

布・袋遊びの展開（図表12）

- 私たちの生活には，種々の材質の布があります．タオル地，サテン生地，ベロア生地，ウー
  ル生地，毛布，木綿生地，絹地など種々の布を，子どもが身にまとえるくらいの大きさに
  して用意し，床にさりげなく置いておきます．子どもは好きな感触の生地に触れて楽しみ
  ます．
- 運動面では，粗大運動から微細運動に展開していきます．
- 大きな布の中にもぐったり，寝転んだり，身にまとったりして，感触を楽しみます（感覚-
  運動段階）．
- 感覚系に問題のある子どもの場合は，触れられない材質があり，好みの材質を選択して安
  心感を得ています．このような遊びから，触覚に対する防衛反応を見つけ出すことができ，
  対人関係や，日常生活での困り感も把握できます．感覚遊びを通して防衛反応の軽減も可
  能になります．
- 大きな布をハンモックにして，その中に入って揺らしたりして遊びます．すっぽりと包ま
  れた感触を楽しめるため，動かされることを苦手としている子どもでも，静かな動きから
  大きな動きの刺激が加えられ，触圧覚により恐怖心が薄れ，前庭覚との統合がなされやす
  くなります（感覚運動段階）．
- 感覚面と運動面では，袋の中身は何かを当てる遊びでは，見えない袋の中に手を入れて，
  触覚と固有覚を使ってつかんだものを見ないで答えていきます．
- 大きな袋の中に入っている人を，目出しと声を頼りに誰かをあてる遊びをします（前操作
  段階）．
  スカイバルーンを音楽のリズムに合わせて，動かす人とスカイバルーンが高くなっている
  ときにその下をくぐり抜ける人では，体得できる感覚が異なります．動かす人は，音楽を
  聴きながら仲間と共に同じ動作をし，布の端をしっかりと握っていなければなりませんの
  で，聴覚，触覚，固有覚が統合されて働きやすくなります．くぐり抜ける人は，スカイバ
  ルーンが高く上がっている状態のときに，端から端にくぐって走り抜けなければならず，
  視覚，前庭覚，固有覚が働きます．仲間と共に周囲に合わせて行動することが必要になり
  ます（具体的操作段階）．

46

子どもと遊びと音楽と

　その結果が，大人や子どもの声や行動に注意を傾けることができ，自分が行わなくてはならない行動がわかり，集団生活で仲間と一緒の行動が可能になってきます．

　ピアジェは発達段階を感覚運動段階，前操作段階，具体的操作段階，形式的操作段階の4つに分類しました．子どもたちは各段階の時期に，自分が体得してきた最大限の能力を発揮して発達していきます．その発達を助けているのが外から与えられる感覚（刺激）で，人は感覚にさらされている動物ともいえます．苦手な感覚に関しては，回避する方法を考えるでしょう．好ましい感覚に関しては，繰り返し求めるでしょう．入力された感覚を脳内で処理して運動や動作として遊びに反映させるでしょう．その反映が具体的な操作になったり形式的な操作として可能になったりしてきます．

　子どもが真っ先に関わる遊びは，子どもの能力を反映していると思います．大人は子どもの行動を見逃さずに，困難だと思えるような遊びにチャレンジできるような環境づくりや言葉かけで，子どもの発達を促していきたいと考えます．

文献

　1）福田恵美子編：発達過程作業療法学．第1版，医学書院，pp284-286，2006．

COLUMN

ピアジェの遊びの思考発達段階説

福田恵美子
（長野保健医療大学 教授）

　スイスの心理学者の J. ピアジェ（Jean Piaget, 1896～1980）は発達段階を，0～2 歳を感覚運動段階，2～7 歳を前操作段階，7～12 歳を具体的操作段階，12 歳以降を形式的操作段階として提唱しています．その概要を下記に示します．

　0～2 歳の感覚運動段階では，感覚と運動が直接結びついていて，五感の感覚情報とそれに対する反射行動（運動）が結びついていると述べています．この時期は，自他未分離な自己中心性を持っていて，身体感覚と反射行動による生理的な知覚が中心になり，外部の事物や出来事を内面化することができない状態です．

　2～7 歳の前操作段階では，知覚したイメージを記憶に保ち，再び心の内にあらわれた表象を作り上げることができるようになりますが，論理的・一般的な思考道具として使いこなすことはできない状態です．自他未分離な自己中心性を脱しきれない段階でもありますが，「ごっこ遊び（ままごと，お医者さんごっこなど）」ができるようになってきます．

　7～12 歳の具体的操作段階では，表象を具体的な事物や状況を利用しながら操作できるようになり，自己中心性から離脱します．物事を考えるようになりますが，抽象的な思考はまだ不十分な段階です．

　12 歳以降は形式的操作段階で，表象・概念・記憶を自由に論理的に操作することが可能になる発達段階です．目の前に存在しない抽象的な概念や観念的なイメージを，論理的かつ一般的な方法で操作して，コミュニケーションをとっていくことが可能になり，仮説・演繹的思考ができるようになります．

文献

小嶋秀夫，三宅和夫：発達心理学．p10，pp73-93，日本放送協会，1998 年．

4　音楽の力―子ども一人ひとりが生き生きと

　赤ちゃんは，母親の胎内にいる 20 週頃には聴覚機能を発達させていて，騒音や音楽，家族が会話をしている音などを羊水の中で聞いているといわれています[1]．赤ちゃんの音楽教育は，誕生とともに始まっているといっても過言ではないでしょう．母親の優しい歌によってあやされ，眠りにつきます．

　音楽は，和声，メロディー，リズムの 3 要素で構成されます．

・和声	和音のつながり．複数の音を同時的に結合した和音を進行させたもの
・メロディー	節または旋律．音の高低，継時的につながったもの
・リズム	音の時間的な変化の構造．律動

　療育に携わる私たちは，3 要素を知っておかなければなりません．なかでも，メロディーとリズムを分離することは困難です．

　メロディー（旋律）は，短いメロディー（節）であれば 2～3 歳頃には口ずさめるようになり，4 歳頃からかなり正確に歌えるようになり，4～5 歳頃には絶対音感を持ち始めます．「耳がよい」といういい方をしますが，これは，子どもの集中力や反応能力，機敏さを備えていくことにもつながるでしょう．

　胎児期から乳幼児期に触れる音楽は，子どもの生活環境内で自然に備わっていて，有効に生かしやすいものです．子どもにとっては音楽を生活のリズムとして楽しむことで，自分に内在している種々の能力を最大限に発揮できる機会にもなりうるでしょう．

　一般的にいわれているように，子どもは「喜び」を伝えたいときに，体を使ってリズム感をもって表現します．音とか音楽を伴いながら喜びに反応し，行動しています．音楽の心地よさは，大脳辺縁系に伝達され，運動を伴っているのでしょう．

　リトミックの創始者である E. J. ダルクローズ（É J-Darcloze, 1865～1950）は，呼吸と発声，リズムについて，次のように述べています．

　「音高や強弱について，すべてのニュアンスの中で発声は呼吸するという基本的な動き，すなわちリズムで決まるものであって，発声・メロディー（旋律）は二次的なものである．発声ということは，『呼吸』という特別な筋肉運動によって生じるものであって，リズムを演じているのである」

　発声しメロディー（旋律）を歌うこと自体，人間の身体的筋肉活動であり，それ自体がリズム活動であると結論づけてよいと思われます．

　子どもにとっての遊びは生活そのもので，「リズム園」の音楽活動は，子どもが療育を受ける環境で自然に浸透し，音楽の持つ力を効果的に活用し，生活のリズムを整えていく"治療薬"となっています．一音一音を言葉に紡ぎ，子どもとのコミュニケーション手段として活用し，不自然な動きや呼吸を整え，発達を促しています．音楽そのものに喜びを感じ，自己表現手段として活用し，豊かな表情，表現の発信源として活用しています．

5 音楽と脳の反応

　人は音や音楽に対して注意をひきつけられ，睡眠中であっても意識障害があっても，心拍数や血圧の変化，脳波や脳血流の反応が見られるといわれています[1]．音楽によって自律神経の活動が変動し，血圧や心拍数，皮膚温なども変化します．自律神経の中枢は，視床下部にあり，生体の緊張や活動を高める交感神経と，緊張や活動を緩める副交感神経が作用しています．ホルモン中枢も視床下部にあり，ストレスがかかると副腎皮質ホルモンの分泌が増加し，免疫反応を抑制するように働きます．音楽によって副腎皮質ホルモンの分泌が抑制され，免疫グロブリンの産生やリンパ球の機能が高まることが報告されています[2]．

　音に対する反応は，内耳の蝸牛神経から中脳までの音に対する電気的な反応を見る聴性脳幹反応（Auditory Brainstem Response；ABR）によると，睡眠中でも覚醒時と同様の反応があり，高度な脳障害では反応の低下・遅延はありますが，脳死に至るまで完全には消失しない[1]といわれています．新生児の聴覚は鋭敏であるともいわれています[1]．

　人が注意をひきつけられるものの共通性には，下記の3点があるといわれています[1]．

　① 新しいものや珍しいもの，不思議なもの

　② 愛着を感じるものや馴染んでいるものなど，自らの生存を助けてくれるもの

　③ 気持ちのよいものや綺麗なものなど，快感をもたらすもの

　療育現場で生の音楽を使って行動の切り替えを行うことは，子どもの注意をひきつける音楽がそのときの子どもの状態に合わせて奏でられるので，効果が発揮されると考えられます．楽しい遊びをしている状況から次の課題に移らなければならない状況のときに，② の状況になり，③ の快感をもたらしてくれているのかもしれません．

　また，同じ人の声でも話しかけと歌うことでは，歌うことのほうに注意が向けられるので，小集団で行う体操や運動に関しても，音楽が奏でられ子どもと職員が歌うことはより注意が喚起されやすいと思います．

　障害の重いお子さんが，音楽に興味を示すことがよくありますが，ABRの結果からもうなずけることで，子どもが反応してくれる音楽を活用して笑顔を引き出す作用も考えられます．語りかけも音楽を活用して抑揚をつけると，語りかける人のほうに注意が向けられ注視してくれることを体験しています．しかし，いつも同じパターンで行っていますと，子どもの反応が低下していきます．好きな音楽だからといって，同じCDを繰り返しかけていたのでは，子どもの脳の反応は低下してしまいます．音楽は活用の仕方次第で，子どもの刺激に対する反応を引き出せるか否かが決まってくると思います．

　音楽を聞くと，リズムに合わせて身体が動きたくなります．この動きたくなる無意識の動きは，脳の深部にある大脳基底核・大脳の内側にある補足運動野・小脳などで行われ，筋肉の動きが無意識に調整されて滑らかな動きになっていきます．実際に身体が動かなくても，大脳基底核や補足運動野の活動は活発になるようです[3]．音楽とリズムの関係は，人に特有な性質と考えられていて，リズムを聞くことで，脳が運動の準備状態に入るので動きやすくなると考えられています[4]．

　コミュニケーションも歌にすると注意が向けやすくなります．例えば，おやつの前に手を洗

うとき「手洗いに行こう」と誘っても，なかなか遊びに集中していて切り替えられないのに，「手を洗いましょう〜〜，手を洗いましょう〜〜」と歌ってあげたり，手洗いの音楽が奏でられると，子どもはいそいそと洗面所に向かっていきます．課題の切り替えやルールでは，音楽を使うことで実行されやすくなっていきます．このような点から，音楽はコミュニケーション能力や，社会的能力を促進していくことにも貢献できる要素を備えているのではないかと感じています．

文献

1) 呉東進：医学的音楽療法．北大路書房，pp7-18，2014.
2) Nilsson U：The effect of music intervention in stress response to cardiac surgery in a randomized clinical trial. *Heart Lung* 38：201-207, 2009.
3) Grahn J, *et al.*：Rhythm and beat perception in motor areas of the brain. *J Cogn Neurosci* 19：893-906, 2007.
4) 呉東進：赤ちゃんは何を聞いているの？．北大路書房，2009.

> ### COLUMN
> ## コミュニカティブ・ミュージカリティ

伊崎純子

（白鷗大学教育学部准教授・リズム園非常勤臨床心理士）

　コミュニカティブ・ミュージカリティ，なんとも不思議な語感です．心理学と音楽を統合した新たなジャンルを切り拓いて活躍中のS.マーロック（S. Malloch）[1]が用いた，Communicative Musicality をカタカナ語にしました．あえて直訳すれば「相互交流の音楽性」とでもいうのでしょうか？　マーロックは，ビデオで撮影された赤ちゃんとお母さんのやりとりの音声を分析しました．そして，やりとりの強さやタイミング，メロディーの要素である音声や音質，相手のリズムに応じて出現する反応の相互性は，音楽の一節を奏でているようだと述べました．そこで展開するコミュニケーションは，声によるものだけではありません．赤ちゃんの身体をトントンと叩いて，母親が「タンタンタンタン」と言葉をかけ，赤ちゃんが手足を「パタパタ」と動かして，時には休憩をはさんで流れを作るといった，五感を使って時間や感情を共有するやりとりです．マーロックは特に，コミュニカティブ・ミュージカリティは，パルス，クオリティ，ナラティブの3つの要素で構成されていると述べています．

・パルス	拍動，リズム
・クオリティ	質，音質のことで，強弱や音程の感覚，声色の変化のこと
・ナラティブ	物語，色々なジェスチャーや表情，抑揚を伴い，音声的なつながりの一つの展開

　言語化以前の言葉にならない響き，このスタッカートがたくさんついているような語の響きが，筆者にはピッタリくるように感じます．

　赤ちゃんに限らず，私たちの身体は楽器のようです．歌声だけではなく，心臓がリズミカルに鼓動し，それに呼応して血液が身体をめぐり，指を鳴らし，拍手し，口笛を吹き，唇を震わせ，歯や鼻を鳴らし，腹の虫が鳴り，おならの音はかすかに，腹鼓を打ち，地団駄を踏み，足音を高らかに響かせます．突然に自分と異なるペースで音が発生すると，騒音，雑音に聞こえます．しかし，その初めは耳障りに聞こえた音でさえ，息を合わせ，音を重ねていくと，見事なハーモニーに不可欠なユニークな音に変わります．ターンテイキング（turn taking）と呼ばれる，あなたの番，私の番を上手に交替できるようになると，まるで会話をしているようです．

　事実，赤ちゃんは，胎生5か月頃には聴覚機能を発達させて，母親の心音や血流の音を聞くようになります．胎生7か月頃にはほぼ機能は完成し，外界の音に反応を示すようになります．志村[2]によれば，羊水中で聞こえる音は「子音が不明瞭な発話音声」

となり，おんぶをしてもらったときのおぶった人の背に耳をつけて聞くような音色に近く，胎児はくぐもった音を，イントネーションのように聞き馴染んでいくそうです．出生後すぐから，それまでとは全く異なる，直接耳に響いてくるあらゆる類の音に囲まれますが，胎内で聞き覚えた母の声に反応し，そこに含まれる感情も聞き分けるようになります．そして声を立てて笑いながら発声練習を繰り返し，口腔機能の発達とともに多様な声を使い分け，日常生活の中で言葉の意味を理解し，言葉を通じて思いを共有するようになります．

　「なかなか言葉が出ない」と心配しすぎないでください．ぬくもりに満ちたお子さんをそっと胸に抱いて，その寝息や鼓動に耳を傾けてみてください．次第にあなたの息づかいがお子さんの寝息と呼応して同調し，あなたの胸の鼓動はお子さんの耳に心地よく響き，お子さんの鼓動はあなたの鼓動に呼応して脈打つようになるでしょう．子守唄をつい口ずさんでしまうかもしれません．音楽は，人と人とを結びつけ，心を癒やす力も秘めています．今は言葉にならないかもしれませんが，人と人とのハーモニーこそが，お子さんとの間に生まれた心の通う対話の原型です．例えていうならば，今は，ほんの小さな萌芽ですが，大切に育てることによって個々のペースで枝葉を伸ばし，言の葉をたくさんつける丈夫な幹に成長するのです．

文献

1) Marlloch S：Mother and infants and communicative musicality. *Musicae Scientiae* 3：29-57, 2000.

2) 志村洋子：乳幼児のコミュニケーションと音楽―豊かなコミュニケーションを育むために．成長科学協会平成 25 年度第 26 回公開シンポジウム，2013．

第4章

療育の実践にあたり

✓ 療育内容は支援計画をもとに実践されますが，療育施設により実践方法は異なります．小集団活動を主体とし規則の学習を促したり，個人の特性を大切にしながら個別指導により気になる行動の修正や発語を促したりしています．例として「リズム園」の小集団と個別療育の方法を，事例を通して紹介します．遊びの工夫は，音楽の側面から園長先生に，遊び自体の側面から副園長先生に，実践経験から述べていただきました．

療育の実践にあたり

1　子ども・両親の主訴の聞き取りと相談支援計画書の作成

　まず，相談支援事業所において，相談支援専門員が以下のように対応していきます．

①**親御さんからの聞き取り**：親御さんからの最初の聞き取りを行います．親御さんが対象児に関して困っていること，発達歴，既往歴，今までの療育歴，家庭環境，教育環境などを聞き取り，表に記載します．

②**課題と主訴の確認**：記載した表を基にして，親御さんと話し合っていきます．話し合いながら 2～3 点の喫緊の課題を探り，主訴の確認をしていきます．

③**相談支援計画書の作成**：主訴に対して 1 年後までに達成可能な課題を「相談支援計画書」として作成し，親御さんに説明をして，親御さんのサインを頂いてインフォームドコンセントとします．

　事務手続きについては，巻末資料に示しましたので，参考にしてください．

　対象児と親御さんが関わっていきたいと思う児童発達支援センターに対して，相談支援事業所から「相談支援計画書」に基づいた説明が行われていますので，児童発達支援センターでは詳細な計画を立てて療育が行われることになります．

　これらの手順を踏むことで，親御さんとのトラブルもなく，目標に向かって療育を行うことができます．時には，親御さんに対し再度確認の説明をすることもあります．

2　一般的な療育施設での対応と課題

　多くの施設では，1 日の通所時間（10：00～15：00）に，集団活動と個別活動を行っています．通所施設の規模による違いはありますが，10～15 人くらいのお子さんと親御さんが通園しているところが多いようです．

　1 日のスケジュールは，朝の挨拶に始まり，集団で決まった体操や遊びを行っている施設が多く，集団体操などでは CD を活用して行っているところがほとんどで生の伴奏は一部分のみ行っているようです．ゆえに，集団体操や集団遊びでは，子ども一人ひとりに合わせた対応は難しくなってくると思われます．

　集団活動が困難な子どもは，同じ部屋で一人遊びをしていたり，ゴロゴロと寝転んでいたりしているようなことが多くなりがちです．施設によっては，集団参加しにくい子どもに職員がついて，子どもの意志ではなく，集団の流れに沿って，他児と同じように動かされている場合も多いようです．職員不足もあって，集団活動に参加していない子への対応は，十分に行いにくい印象は否めません．

昼食後は午睡の時間があり，その後は個別指導や個別訓練を行っているようです．個別指導の場合，専門家が来ている日は，順番制で関わってもらっているようなことがありますが，普通の日は施設の職員が専門家に指導を受けた内容に基づき，親御さんの力も借りて全員が同じように運動をしているようです．親御さんに参加してもらうことで，家庭での応用に結びついているのかもしれません．

児童発達支援施設は小集団を経験できる生活の場であり，集団参加や社会性を発達させていくことに主眼を置くことは当然のことと思います．しかし，集団生活が思うようにできない子どもたちゆえに，一人ひとりの子どものよさを活用した対応を心がけ，自主的に集団に入っていけるような対応も必要ではないかと感じています．

3 療育施設「リズム園」での取り組み

栃木県小山市にある療育施設「リズム園」は，小規模施設で，1日に10人前後の枠で療育が行われています．予約制で行い，1日を5コマに分けて，90分が3コマ，60分が2コマあります．90分のコマは乳幼児に，60分のコマは学童にあてています．療育は原則として1対1の対応で行い，小集団と個別療育を取り入れています．

小集団においては，ウオーミングアップのリズム体操は生の伴奏で，小集団の特性に応じて基本を応用して行っています．生伴奏を聞きながら歌いながら，身体の協調運動をリズム感で表現し，体の動かし方の原則はありますが，子ども一人ひとりの表現を重要視しています．

個別療育の場面においても，遊びのテンポやイメージに合った生演奏が奏でられ，子どもも療育者も音楽に合わせて身体を動かしたり，発話をしたりしています．時には，親御さんが心休まる音楽を選択して演奏することもあり，このような場合は，音楽の専門家が交替で行っています．生演奏により，自然にハミングが出て，身体が動いて，いつの間にか歌っていたりして，自然な対応で無理することなく，個別の療育目標に向かって療育が進められているように思います．

また，親御さんとの意見の交換や質問に応じる対応も，療育時間内に行うように配慮されています．職員と子どもが療育をしている時間帯に，子どもの療育状況を観察しながら，一人の職員（主に専門職）が質問に応じる体制を整え，親御さんの不安や疑問を長引かせないよう，早くに解決できるような対策を練っています．

4 特徴① リトミック教育を原点とした音楽教育

リトミック（フランス語でrythmique，英語でeurhythmics）とは，19世紀末から20世紀初頭にかけて起こった新教育運動の真っただ中で，スイスの音楽教育家で作曲家でもあったE. J. ダルクローズ（É J-Dalcroze, 1865〜1950）が創案した音楽教育の手法といわれています．子ども本人が自ら進んで学び，その感覚を体感的に身につけていく情操教育，芸術教育ともいわれているようです．

リトミック教育は時代とともにアレンジされ，演劇の表現能力のトレーニングや幼児教育，

第4章

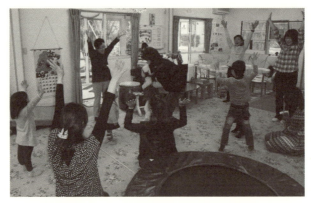

図表13　リズム体操「グッパー体操」

障害児教育，一部には知育を組み合わせた英才教育にも活用されているようです．このような活用から，リトミック教育を行うことで，集中力がつく，思考力・判断力・記憶力が高まる，創造力・表現力が養われるなどと捉えられています．

　リズム園の特徴として，一般的に行われているリトミック教育よりも，リトミックの原点に近い考え方で方法を展開していることが挙げられます．リトミックの原点とは，健常児教育や障害児教育といったものではなく，訓練のような状態で活用するのでもなく，与えられるものではなく，能動的に体感するもの，音を聞いてそれを感じ理解して楽器などに触れたくなって触れていく喜びを育んでいくものではないかと理解・判断できます．大人が環境設定して楽しさを子どもに提供していくことは重要だと思いますが，強制・強要するものではありません．

　とかく大人は自分の生活経験から判断し，また専門家の指導であるから子どもにとってこれがよいことと信じて，子どもの今の行動を無視して関わりがちで，実際そういう状況を目の当たりにし，愕然とすることがあります．

　そうした点から，リズム園のリズム体操は，子どもの発達とは子どもの能動性を大切にして関わることに意味があるというリトミック教育の原点を貫いている方法ではないかと感じます（図表13）．

5　特徴②　数字の2はな〜に？　1対1の個別療育に重点

　集団生活になじめないことを主訴とした場合も，リズム園では「個別の療育」に力を入れています．集団に不適応だから個別に対応しているのではありません．療育の基礎に「個別」，すなわち「二者関係」を据えることに対する心理学的な意味について少し詳しく考えてみたいと思います．

　日本にユング心理学を知らしめた河合隼雄[1]は，数字の2が人間にとって最初の数ではないかといいます．つまり，「1が1である限り数を意識するはずがなく，何らかの意味で最初の全体的なものに分割が生じ，そこに対立や並置される『2』の意識が生じてこそ『1』の概念も生じてくる」といいます．いい換えると，自分だけに意識が集中しているときは周りにどんなに

多くの人がいても見えないのと変わりません．クライン[2]は良いものと悪いものと完全に分離した部分対象から，良いものも悪いものも含んだ全体対象へ移行する幼児の気づきについて述べています．例えば，幼い子どもが，物を取り上げる手とその手の持ち主である母親，ものを手渡してくれる手とその手の持ち主である母親のつながりを理解していない（部分対象との関係にある）発達段階にあるとき，目の前の手が気になって噛みついたり，近くにある母親の手を使ってほしいものに向け取ってもらったりする行動（自閉症児のクレーン現象）が生じることがあります．あるとき，自分が噛みついていた手や好きなものを取ってくれた手がいずれも母親（手という部分対象の主体である全体対象）のものであったことを理解します．そして，好きで嫌いだったものは同じものであり，好きなものに噛みついた「自分」の感情や行為を意識し，自他の関係を省みることができるということです．これは初めて「二者関係」を意識し，2によって1が出現する瞬間でしょう．

リズム園では職員がマンツーマンで子どもに向き合います．2人の間で交わされる眼差し，言葉にならなくとも通じる愛情がたくさんあります．数字の2は「我々」意識をもたらしつつ，分断も容易です．楽しく遊びながら，時にライバルになり（対立），同じ遊びをし（鏡像），モデルを提示し（模倣），感情を分かち合う（共感）中で，どれほど一体化に心を砕いても自他の異同は明らかであり，「子ども自身の（次はこんな遊びをしたいという）意欲」を引き出します．

数字の3は「正反合の図式に基づいて，対立するものの統合[3]」です．その割り切れなさゆえに完全統一を示す4に至る前の力動的な状態を反映します．2人なら相対しやすく直感的な理解が容易です．3人では動き方によっては不安定になる複雑な力動性ゆえに，ちょうどよい重心を探さねばなりません．動きのある三者関係は子どもにとって脅威です．自分のことをいちばんわかってくれる人が他の人とも通じ合い，自分の要求が二番手になる現実にぶつかります．また，相互交流できなかった時間を補い，相手の注意を喚起する「言葉」の学習も必要に迫られます．

職員は二者関係を大切に子どものペースを見ながら，ゆるやかに母-子-職員，職員-子-子など三者関係へ誘います．二者関係と三者関係の行き来を通じて，子どもは，自他の希望を理解し，少しずつ自発的に言葉を発し，うまく表現できた喜びや多くの人からほめられる快感を感じ，対人交流の面白さを覚えます．このような子どもたちは，もっと人数の多い集団の中にあっても自信を持って応じる底力を獲得するでしょう．

複雑な三者関係に入る前に，自他への信頼や意欲が子どもの心にしっかりと育まれていなければなりません．場面や活動の場は変遷していくものであり，適応した行動の源泉となるような豊かな心の育ちが前提となることは明白です．

文献

1）河合隼雄：昔話の深層．ユング心理学とグリム童話，講談社＋α文庫，p129，1994.

2）Klein M：Love, guilt and reparation. Love, Guilt and Reparation：and other works 1921-1945. Free Press, pp306-343, 1937.

3）河合隼雄：昔話の深層．ユング心理学とグリム童話，講談社＋α文庫，p110，1994.

第4章

COLUMN 「楽芸専科」の豊かな時間
～アウトサイダー・アート～

伊崎 純子
(白鷗大学教育学部 准教授・リズム園非常勤臨床心理士)

　放課後などデイサービスの活動の一つとして，「リズム園」では土曜日に「楽芸専科」が開講されます．名前のとおり，楽しく，芸術に触れてみませんか？　という時間です．リズム園のホームページに掲げた楽芸専科の活動目的は，「個々人の好きなことを伸ばし，充実した余暇活動につなげること」です．もちろん，他者と場を共有し内的体験を作品として表現すること，自分の分身ともいえる作品を客観的に眺めること，みんなで体験を言語化し記憶に刻むこと，準備から片付けまで見通しをもって時間を過ごすことも大切な目的です．2016年現在，陶芸，画塾，もの作り，音楽の4つのコースが設けられ，本格的な芸術表現を気軽に体験できることから好評を得ています．

　ところで，「アウトサイダー・アート」[1)]をご存知でしょうか？　原語は専門的な美術教育を受けていない造形の総称である「アール・ブリュ」[2)]（生のままの芸術）です．日本では山下清の貼り絵作品が彼の生き様とともに有名ですが，多くの作品は無名の作家の手によるものです[3)]．作品の特徴はその不可解なエネルギー，常識を突き抜ける細部へのこだわり，圧倒される反復などで，言葉にしづらく，好き嫌いの評価が分かれやすいと感じます．そもそも言葉は現象を切り分け，筋道を通す役割を持つのですが，作品が持つただひたすら大好きな一点に向かうシンプルで強いパワーは，一言ではいい表しにくい「分かりにくさ」を内包しています．これらの一見真似できそうでできない作品たちは各地で支援を得て[4)]，新しい芸術観や時に商品としての価値を社会に創出していることも事実です．

　「鶴の恩返し」の物語を北山[1)]は援用しています．物語に出てくる鶴（つう）はケモノや人間に変身でき，どちらかに区別しがたいアウトサイダーとして描かれます．作品を作る過程に見せる姿が本来の自分自身であるにもかかわらず，本来の姿を隠すことで現世に適応します．周囲にかまわず作品制作に没頭する様子は，普通の人には真似できません．文字通り身を削って創出した，つうの分身である反物（たんもの）は社会の中で高い商品価値を得ます．一方で，読者は繰り返し作品をねだる人間（与ひょう）を残念に感じます．背景にアウトサイダー・アートを「商品」としてビジネスに持ち込むことに対する躊躇があるようにも思えます．

　つい，私たちは飽きずに同じことを繰り返す子どもに，たまには違うことをしてはどうかと無い物ねだりしていないでしょうか？　子どもたちの底知れぬパワーを既成の枠に押し込め，万人ウケする「売れ筋」を求めてはいないでしょうか？　しかしながら，大人にとって都合の「よい子」からは人の心を動かすパワーを感じにくいように思います．人が持つ生のパワーの「分かりにくさ」を私たちは不安に感じて「常識」とい

う枠を押しつけてはいないか検討の余地がありそうです.

　楽芸専科では，愛する自他を満足させる表現の一つとして，子どもたちが意欲を持って作品をつくることを「のん気に，根気よく」待つ環境を用意しています.そのアートは唯一無二の作品であり，正当に評価されるべきものです.有能なマネージャーとして「作家への賞賛」をどのような形で提示するのか熟慮しながら「元気」を分かち合う方策も模索しています.

　舞台表現，動画制作，織り物，手工芸，料理やフラワーアレンジメントなど，「楽芸専科」の活動内容が子どもたちの得意分野に呼応するように，これから幅を広げていくことを期待しています.どんな思いがけない出会いや作品が誕生するのか，楽しみです.

注

1) 北山修：感動するが「分からない」.心理臨床の広場 8，pp12-13，2016.
2) Art Brut（仏）：「アール・ブリュット」と邦訳されることも多い.国内外の受刑者・文明化されていない土地の人々・障害者・子どもなどによる作品を指す
3) アール・ブリュット魅力発信事業実行委員会：アール・ブリュットがつなぐ Art Brut Connects，社会福祉法人グロー，2016.
4) 宮城まり子さんの社会福祉法人「ねむの木福祉会」（静岡）や，NPO 法人エイブル・アート・ジャパン（東京）などが有名

第4章

6 特徴③ 起（リズム体操）・承（絵本）・転（個別遊び）・結（おやつ，さようなら）を考慮した基本的な流れ

・遊びは，ダラダラと遊んでいるとけじめがなくなり，楽しく遊べなくなり，思うようにならないとイライラしたりしてしまいます．

　起承転結とは基本的な文書の構成法ですが，療育で考えると次のようになります．

　起：これから始まる療育に引き込んでいく

　承：療育を展開していくために落ち着いて取り組む

　転：視点を変えて身体活動や知的活動を組み合わせて取り組む

　結：療育の流れを振り返りながら楽しかったことの余韻を残して次回に備える

　リズム園では，起（リズム体操）・承（絵本）・転（個別遊び）・結（おやつ，さようなら）を考えて療育を行っています（図表13）．第5章で具体例をご紹介しましたので，参考にしていただけるとよいかと思います．

　リズム体操の基本は，巻末資料に楽譜とイラストで示してあります．その基本を，療育に参加している子どもの状態に合わせて応用していくことが重要になります．

　例えば，「♩」が一つの動作ではなく，速めの「♪」にしたり，ゆっくりとした「全音符」に

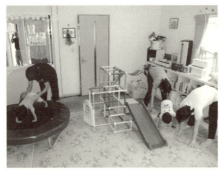
起：リズム体操「うま」

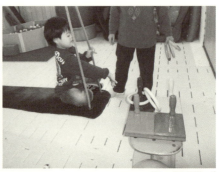
転：個別遊び

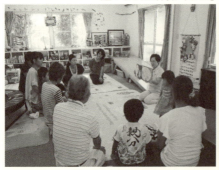
承：絵本の選択と読み聞かせ

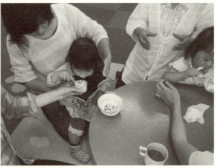
結：おやつ

図表13　リズム園の起・承・転・結
リズム園では起承転結の切り替えに音楽を使っていますが，子どもたちは音を聞いてスムーズに次の行動へと身体を動かします．行動の切り替えを音とともに感じているかのようです．子どもの根幹にある感じ取る力を，音楽が伸ばしているのかもしれません．

療育の実践にあたり

したりしてテンポを変えて動作につなげたりしていくことが求められます．また，指遊びができない場合は，手全体で行ったり，足でジャンプをすることが困難な場合は膝の屈伸に変えたり，走る場面で走れない場合は，ゆっくりと歩いたり，大人が抱いて走ったり，いかようにでも子どもに合わせた応用ができます．一人ひとりのその日の体調を考えて対応していく必要があります．

7 遊びの工夫―対談（宇梶園長 vs 松本副園長のアイデア）

リズム園の宇梶芙美江園長は音楽療法ではなく，音楽を媒体にして音楽の良さを上手に使いながら，対象児たちの動作を誘導し，家庭にまで波及した効果を発揮できる対応をしています．一方，松本路世副園長は対象児と接しているそのときの状態を観察しながら，そのときに可能な遊びを上手に誘導しています．お二人に，遊びをしているときの工夫についてお聞きしました（司会：福田恵美子）．

音楽を奏でているとき，子どもがどのように反応し体で表現しているかを観察

福　田　お二人の先生は，幼児教育の経験が豊かでたいへん遊ばせ上手な保育士さんですが，健常児に対する遊びのポイントはありますか？

宇　梶　子どもたちの育ち具合に関しては，子どもたちの集中力，創造力，発展性などの能力が，遊び込むことによってどのくらい育っているかという点がポイントです．
　　　　社会性の発達に関しては，遊ぶ仲間とのコミュニケーションの取り方から子どもたちの社会性が育まれているかを観察します．子どもたちにとって遊びは生活そのものですので，人との関わり，善悪の判断，マナーの習得，社会のルールの学習を遊びの場面で学習できるよう育てています．

松　本　子どもの発達を考慮し，遊びの内容に挑戦できることを取り入れて，やり遂げたときの達成感を感じられるように，やる気をおこさせる点にポイントを置いています．

福　田　お二人ともに，子どもたちが成長し大人になっていくことを思い描き，社会人として恥じないよう人としての基礎作りを行っているように感じました．さて，お二人は10年以上にわたって療育を実践してきましたが，対象児たちとの遊びで注意している点はどのようなことでしょうか？

宇　梶　初めての出会いの場では，大海原で自由に泳いでもらうため，子どもの「動きのリズム」を観察しています．好きな遊びは何か，その遊びをどのように取り入れて動いているのか，子どもの今までの生活で獲得している「動きのリズム」を注意し大切にしています．子どもが遊んでいるときに，場面に応じた適切な言葉かけをすることも重要だと思います．音楽を奏でているときに，子どもがどのように音に反応しているか，音楽として聞きながら自分の体で表現し，音楽に合わせた呼吸をしているか，などを注意して観ています．

松　本　関わり方の順序として注意している点は，最初は対子どもの自由な遊びを観察して，

63

子どもと同じ遊びの空間にいる療育者の存在を知ってもらいます．次に，子どもと療育者の間におもちゃなどを入れた関わり方をします．最後には，直接触れ合い同じ目線で遊びを展開していけるように，手順を踏んで関わることで，療育者を受け入れてもらえるようにしています．

福田　子どもの観察から，子ども自ら呼吸を調整して次の遊びの準備をすることは，集団療育に生の音楽を取り入れたリズム園の療育の要になっているのですね．準備段階の「音楽で体を動かそう」が終わると個別療育になるわけですが，療育に入るには手順があり，療育のタイミングを図りながら，子どもにとっては療育ではなく，楽しく遊んでもらっている印象を残すようにしている配慮点が理解できました．
それでは，子どもと関わっていて，療育者がやってはいけない点はどのようなことでしょうか？

大人にしないことは子どもにもしない
年齢を問わず，失礼にならない対応を

宇梶　療育者が子どもたちにしてあげたいと思っている課題を前面に出し，子どもたちをコントロールしようとする「療育者による誘導型療育」や「療育者主体型療育」になってしまうことだと思っております．子どもたちは，療育者が「～させたい」と思うと，療育者の思うようにできないことがほとんどだと思います．子育ても同様で，親御さんの意図と子どもの意図がずれてしまうと，親には感情が働き「私のいうことを聞かない子」とか「いつも問題行動をしてしまう子」になってしまうと思います．養育者と子どもの意図を合わせられるような療育者でありたいと，常日頃から思って療育に臨んでおります．
また，目標，目的のない療育や，場当たり的療育，叱咤激励，過剰な言葉かけなど計画性のない方法や，私情が入り過ぎ感情投入が激しい関わりなどは好ましくないと考えます．

松本　療育者としてしてはいけないことは，差別をすること，失礼な言動，品格のない言動だと思います．それゆえに，年齢を問わず，相手に対して失礼にならないような言葉かけや対応を心がけています．大人だったらしないようなことを，子どもだから，分からないから，と思ってすることのないようにしています．

宇梶　管理者としていえることは，親御さんから聴き取りをした子どもたちの情報は，どのようなことがあっても外部に漏らしてはいけないことです．子どもたちや親御さんにとってプラスに働くような連携や協働事業においては，お互いが個人情報の保護を意識して交流することが重要です．職場内においても個人情報は，利用者にとってプラスに働くように心がけています．

子どもたちの「嬉しい，楽しい，もっと遊びたい」を
療育者は的確に感じ取る

福田　療育において，ここはポイントといえる点はどのようなことでしょうか？

| 宇梶 | 療育に音楽を取り入れている意味に重点を置いています．音楽は，一音一音の音の |

宇梶　療育に音楽を取り入れている意味に重点を置いています．音楽は，一音一音の音のつながりです．意味のある言葉の集合体に，音楽の3要素である和声，メロディー，リズムがついています．子どもたちは，胎内にいるときからお母さんの心音を聞き，語りかけを聞き，約10か月間も，くぐもった音ではあると思いますがその音を聞きながら大きくなっていきます．誕生とともに授乳が始まり，大人の語りかけや歌いかけなどから豊かな感情が育っていくためにも，生の言葉を音楽にして子どもたち個々人の呼吸と身体のリズムに合わせて使っております．聴覚過敏といわれている子どもたちも，音質，旋律，リズム感と自分の聴覚入力閾値（しきいち）が合ってくると不快と感じないようです．逆に快感となり，全身で反応してくることがあり，もっとやってほしいと要求してくることもあります．このような現象を「音楽療法による効果」といっている方々がいますが，感情や記憶に働きかけてはいるものの「音楽による療法的効果」であると思っています．

子どもたちが表現してくる「嬉しい，楽しい，もっと遊びたい」という感情を，療育者が的確に感じ取れる感性を持っていれば，音楽の効果が最大限に生かされて言葉にもつながっていくのではないでしょうか．子どもたちは，極端な快・不快のときに表情で示したり，奇声を発したり，逃げて行ったりします．できれば「快」の感情を高めて発声し，歌詞の模倣が出てくることを願って取り組んだりもしていますが，言葉の発達の難しさを日々痛感しております．

松本　療育のここは大切と思うことは，子どもが自分の行動や要求をジェスチャーや言葉で表現できるようになることだと思っています．

対応は，子どもが得意なことや好きなことを療育者が理解し，新たな興味に関しても，子どもとの遊びから子どもが気づくように配慮し，十分楽しむことで自信につなげています．遊びの場面において主導権が子どもなのか，療育者なのかを明確にし，メリハリをつけることで，自分で考えたり判断したり決定したりして，相手と遊んでいる場面で自分の行動をはっきりと表現することにつながりやすいのではないかと思っています．

療育時に親御さんの参加も大歓迎とお伝えし，家庭での応用ができるように配慮

福田　では視点を変えて，養育者に対象児の遊び方を伝えるときに，どのような点に配慮していらっしゃいますか？

宇梶　療育時の状態から，お子さんはどんな遊びを楽しんで，物事への集中はどのくらい持続できていたか，新たな行動をしてくれた場合は，療育者の対応とその状態を説明し，接し方のポイントや気をつけてほしいことを伝えています．また子どもに共感できる遊び心をもってお子さんに寄り添い，「しつけ」が「押しつけ」になっていないか気づいてもらえるような語りかけに配慮しております．

もちろん親御さんの生活の流れや性格の特徴を考えて，親御さんにとって無理にならないように気をつけています．

第4章

松本 親御さんにお伝えするときは，子どもが好きな遊びばかりしていることが気になってしまい，こだわりなのではないかと思ってしまう親御さんがいらっしゃるので，「好きな遊びを長い時間している」ことと「こだわり」を混同しないように，お伝えしています．

親御さんは，子どもが親の思うような行動や遊びをしてくれないことが気になって，たくさん指示を出してしまうことがあります．子どもの行動のテンポは親御さんのテンポとは異なるわけですが，どうしても待っていられない場合が多いのかもしれません．療育時に親御さんにも参加していただき，療育者がどのようなタイミングで子どもに指示を与えているのか，または指示をせずに子どもの行動を見守り子どもが気づくのを待っているのか，などを見学したり体験したりしていただいています．

また，子どもの遊び方に固定観念を持たず，子どもが工夫して色々な遊び方をして楽しんでいることを，言葉で表現して認めてあげましょうと伝えています．

実際の療育場面で，子どもと療育者の遊びに親御さんの参加も大歓迎と伝え，家庭での応用ができるような配慮をしています．

第5章

5人の療育実践例

✅ リズム園の遊びの工夫を5つの事例でご紹介します．1年間の長期目標を達成するための1回のセッションで，子どもの状態に合わせてアレンジしています．担当者は，療育目標の短期目標に焦点を置き，中間評価の半年目に目標の一部分が達成されるよう療育に励んでいます．

第5章

5人の療育実践例 ❶

人形遊びが好きで集団行動が苦手なAちゃん
(発達障害)

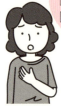

☑ 友だちと上手く遊べるようになってほしい．
☑ 更衣と排泄動作が自立してほしい．
☑ 野菜をもっと食べてほしい．

●母の気になる点

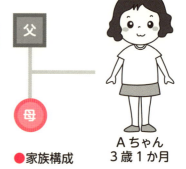

●家族構成

Aちゃん
3歳1か月

療育目標

長　期　❶遊びながら集団生活ができる能力を高め，友だちとのコミュニケーションがとれる．
　　　　　❷相手の話を聞いて理解し，三語文で発信し，行動に移せるようになる．

短　期　❶更衣動作に協力し，排泄自立が可能になる．
　　　　　❷おやつの時間に挨拶をして，座って食べられる．
　　　　　❸友だちに対する感情表現を修得し，言葉で交流ができる．
　　　　　❹苦手な身体活動を，積極的に行えるようになる．

情報・評価

【ADL】　・食事：自立しているが，偏食傾向あり．
　　　　・排泄：オムツ使用で，オムツに排泄した後で教えてくれる．
　　　　・更衣：介助で更衣を行っていて動作の協力は得られるが，自分で行わない．
　　　　・整容：歯磨きができる．

【知　性】・パズル遊びが好き．お店屋さんごっこができるが遊びが視覚転導しやすい．
　　　　・二語文で会話が可能で，時に三語文が出る．

【社会性】・友だちや職員と遊びたがり，自ら行いたい遊びを提案する．
　　　　・感情の起伏に不安定さがある．

【環　境】・両親と3人暮らしで，父親と入浴し就寝している．同年齢の従姉妹と仲がいい．
　　　　・母親が教育熱心で，週1回英語教室に通い，Aちゃんも楽しんでいる．

【他】　　・不安定な所や高い所に登ることが苦手である（前庭機能の未熟さがある）．

5人の療育実践例

人形遊びが好きで，集団行動が苦手なAちゃん

T：担当の職員　　リーダーのT：小集団で課題をリードする職員

来園時

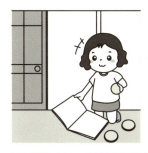

- Aちゃんは，室内に入ると，入り口からいちばん近い所にあるアンパンマングッズから，大好きなアンパンマンのマグネットを選んで広げた．

- Tは，Aちゃんの行動を観察し，次なる課題に誘導できるよう，タイミングを待っていた．

POINT

- Aちゃんは，一人遊びが多く，室内に人がたくさんいると入室を渋ることがあり，室内に入る瞬間から，室内で楽しく遊べるような配慮をしておく必要がある．
入り口に近い場所にAちゃんの大好きな玩具を置くことで，入室を渋ることなく行動ができている．

起　挨拶の歌

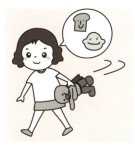

- Aちゃんは，アンパンマンのぬいぐるみを持って参加したが，「食パンマンとカレーパンマンの3体を合わせたい」といって，自ら取りにいった．

- Tは，Aちゃんのこだわりを受け入れて，Aちゃんの自由行動を観察し，Tの指示に従えるタイミングを考えていた．

POINT

- Aちゃんの意思を大切にして関わり，肯定的なコミュニケーションがとれるよう，自由行動にしている．無理やりに集団活動に誘導してしまうと，トラウマが生じやすい．

69

第5章

リズム体操 10 の歌

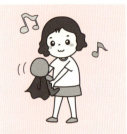

- A ちゃんは，アンパンマンを持って体操に参加し，ぬいぐるみにポーズをとらせて，歌詞を口ずさみながら，自分の身体は動かさずに体操をしていた．
- A ちゃんは，T が，歌にある歌詞の「大きい！　小さい！」の言葉をかけたところ「ヤダ！」といっていた．

- T は，アンパンマンのぬいぐるみを介して体操に誘導した．
- A ちゃんは自分の身体を動かすことを好まないため，T は「大きい！　小さい！」のような粗大運動を言葉で誘導していた．

POINT

- A ちゃんの苦手な自分の体を動かすことを無理強いせず，A ちゃんの参加状況を把握し，声かけで誘導している．
- T は，A ちゃんが友だちの動作を観察してぬいぐるみにやらせていることから，視覚模倣が可能であり，いずれ A ちゃんは自分で体操してくれることを予測して，無理強いしないで対応している．

絵本の読み聞かせ

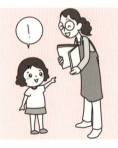

- リーダーの T が，A ちゃんの選んだ絵本を見せて「アンパンマンを探せ〜」と指示すると，「いた〜」といって指差し，ジャンプして喜んでいた．
- 他児の選んだ絵本に関しても，落ち着いて聞いたり，順番を待って頁をめくったりしていた．

- T は，A ちゃんが大好きな絵本読みのときに，周囲の子どもたちとどのように関わるのか，リーダーの T の指示に従えるのか観察していた．

POINT

- 以前は，順番を待てない A ちゃんであったが，A ちゃんの選んだ絵本を一番先に読んであげることで行動を落ち着かせ，他児の選んだ絵本に関しても「次は○○ちゃんの選んだ本です」といいながら A ちゃんが○○ちゃんをニコニコして見ていることを確認し，A ちゃんに友だち意識を持たせている．

個別遊び

ボールプールで遊ぼう！

【目的】
① コミュニケーションを図る．
② 足元の不安定な場所でも楽しめるようになる．

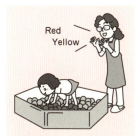

- Ａちゃんは自らボールプールに入り，Ｔの指示に従って，カラーボール探しを楽しんでいた．

- 英語教室に通っているＡちゃんなので，Ｔはあえて英語で色名を指示していた．

POINT

- Ｔは，Ａちゃんとのコミュニケーションがとりやすい英語を使って指示している．
- Ｔは，Ａちゃんが精神的にかまえてしまって行動がとれなくなることが予測されたので，Ａちゃんのペースに合わせ行動している（前庭機能の弱さを自分の身体活動で恐怖として感じてしまうため行動がとれなくなる）．
- Ａちゃんは，Ｔが自分の好きなことをさせてくれていたので，心身ともにかまえることなく，苦手なボールプールに抵抗なく入っている．Ｔが無理強いせずに，Ａちゃんに寄り添ってくれる安心感が苦手な行動にチャレンジさせたと思う．恐怖心が先行すると，心身ともに固まってしまい動けなくなる．
Ｔが児に誘導されて関わっていくことも重要である．

第5章

ブロック遊びをしよう！

【目的】
友だちと言葉で交流ができ，友だちに合わせて遊べる．

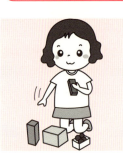

- Aちゃんは自分から「先生，こっち」「ブロックやろう」とTを誘導し，近くにいた友だちにも「こっちに来て」と床をポンポンと叩きながら呼びかけていた．
- ブロックで家を作り，キャラクターを縦1列に積み上げたりして，Aちゃんはキャラクターの人形を介してごっこ遊びをしていた．
- Aちゃんは音楽が奏でられるとそちらに注意が向き，最初はジーッと見ていたが，次第にリズムに乗って身体を動かしていた．

- Tは，Aちゃんの誘導に従い，できない部分を手伝っていた．注意がそれないで遊べるよう，外部の刺激が少ない環境に気をつけていた．
- 10分くらい集中して遊べてたので，Tは「ブロックを片付けよう」と声をかけていた．
- 音楽が奏でられ，Aちゃんが自分の身体でリズムを取って楽しんでいるのを大切にして，TはAちゃんの自由に任せることにした．

POINT

- Tは，Aちゃんを観察しながら，困難なときにのみ関わるよう配慮している．Aちゃんは，自分が友だちと交流しようとしてもうまくできないことをわかっているので，Tが近くにいることで友だちに声をかけるような状況になりやすい．
- Tは，Aちゃんが集中して遊べる環境に気をつけて対応している．Aちゃんは徐々に遊びに夢中になることができて，集中する時間が長くなり，片づけにも素直に応じられるようになる．
- Aちゃんは，Tと一緒にキャラクターの人形を片づけることができて満足気であり，そこにタイミングよく音楽が奏でられ，音楽の好きなAちゃんは快適さを感じたのか自ら動き出している．
- 自ら身体を動かそうとしたり，素直に片づけをしたり，小集団で友だちと関わることができたのは，ボールプールの不安定な環境の中で，好きな英語で関わってもらい，不安定ながらも自由に動けて平衡機能が促通でき，種々の行動にチャレンジできるような心理状態になっていたのではないかと考える．

おやつ

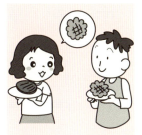

- Aちゃんは自分で袖をまくり，石鹸泡をつけて手洗いをした．
- 友だちの器にビスケットが入っていたのを見て，Aちゃんは「煎餅はいらない」といってビスケットと交換してもらいに行った．

- Tは，Aちゃんの自主的な行動を観察して「手を洗おう」「椅子を片づけよう」「ビスケットと交換してもらおうか」など，Aちゃんが躊躇している状態を理解して，最小限の言葉かけをしていた．

POINT

- コミュニケーションをとることが苦手な場合，TがAちゃんの状態を観察から理解して，Aちゃんが理解できる言葉かけが重要と考える．紋切り口調ではない自然な語りかけが模倣言語として自然であり，子ども同士の会話に波及されやすい．

帰りの挨拶

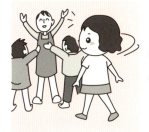

- 帰りの挨拶の音楽が始まると，すぐに集団に入っていった．
- 身支度をしながら，今日の出来事を母親に報告していた．

- Tは，Aちゃんの自主的な行動を見守っていた．
- Tは，お便り帳に今日の療育に関して記載し，Aちゃんが今日の出来事を母親に報告している状況を見ていた．

POINT

- Tは，Aちゃんが母親に出来事を報告しているときは，どのように報告しているのか，母親はどのように理解してくれているのかを観察しながら，Aちゃんが表現できないでいるときにのみ助けてあげることが大切である．

第5章

* 上記のような遊びから，療育目標・短期の「② おやつの時間に挨拶をして，座って食べられる」「③ 友だちに対する感情表現を修得し，言葉で交流ができる」の2点を中心に行われていることが理解できる.

* 療育目標・短期の目標「① 更衣動作に協力し，排泄自立が可能になる」に関しては季節によって活用できる内容なので，療育時間の開始前後に行っている. 更衣動作だけを取り出して練習することはせず，生活の流れの一部分として行い，家庭との協働で自立に向けている.

* Tは，Aちゃんの幼稚園での集団行動が滞りなくとれるよう，Aちゃんの行動に寄り添いながら，困ったときのお手伝いをして，その方法を共に行って，自立できるように配慮していることがうかがえる.

5人の療育実践例 ❷

先生や友だちと一緒に楽しむことが得意でいつも笑顔，だけど一人で行動することが不安で苦手なBちゃん
（肢体不自由・精神運動発達遅滞）

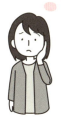

☑ 排泄，食事，更衣動作など一人でできることを増やしたい．
☑ 喃語が普通の単語で話せるようになってほしい．

●母の気になる点

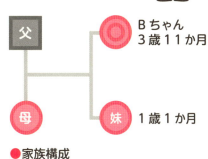

●家族構成

療育目標

長　期　❶体の動きや脚力を高め，移動がスムーズに行えるようになる．
　　　　　❷危険を理解し，回避したり言葉やジェスチャーで伝えていく．
短　期　❶立ったり座ったりの動作を繰り返し，平衡反応を促し，反応速度を速くする．
　　　　　❷発声を促し，指差しで相手に意志を伝え，知的発達を高める．

情報・評価

【ADL】
- **食事**：食具は使えない．一人でコップを持ち口まで運ぶが，前腕の回外運動が不十分で介助が必要である．家では好きなものを指差し，食べさせているが，リズム園では，お菓子を手渡すと一人で食べられる．
- **排泄**：オムツを使用しているが，オムツが汚れたり，不快を感じたときは，泣いたり怒ったりすることがある．
- **更衣**：上着などは袖に手を入れるなど協力してくれる．靴履きは「Bちゃん，足を入れて！」と声をかけると足を入れ，マジックテープに手を触れて留めようとする様子が見られる．

第 5 章

【知　性】　・好きな絵本を選び，絵を見て話を聞いている様子がうかがえる．
　　　　　　・好きな遊びや遊ぶ場所が定まってきている．
　　　　　　・興味ある遊びでは，相手の動きをじっと見て模倣することが増えている．
【社会性】　・笑顔が多く見られ，周囲からの声かけに即反応し，笑顔で応じる．
　　　　　　・言葉を発しないが，Ｔの手を引っ張って要求を伝える．
　　　　　　・他児と関わることは少ないが，他児が遊んでいるのをじっと見ている．
【環　境】　・両親と妹（1歳1か月）の4人家族で，母親の叱責や注意に我慢ができ，母親が
　　　　　　　忙しいときに，妹に玩具をあげたりして，周囲を気づかう行動が見られる．
　　　　　　・2か所の療育施設に通園し，保育所の通園を希望している．

T：担当の職員　　リーダーのT：小集団で課題をリードする職員

来園時

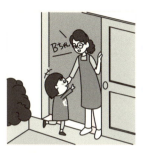

- Bちゃんは，入口のドアの前に立ち止まり，ニコニコ顔で左右に動きながらウロウロしている．
- Tがドアを開けて声をかけると，両手を出してTの手を握り，声を出しながら笑顔でジャンプした．

- Tは，Bちゃんがドアの外にいるのがわかり，ドアを開けて挨拶をして対応した．

POINT

- Bちゃんは，ドアの外でウロウロしていることから，ドアを開けて室内に入ることが理解できていないことがわかる．Tがドアを開けることを見ていて，Bちゃんはドアを開ければ室内に入れることや人との関わり方を学んでいく．

起　挨拶の歌

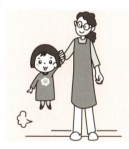

- Bちゃんは，ピアノの演奏が始まると，膝を軽く屈伸して中腰になり，リズムをとっていた．Tと手をつないでジャンプしたりしていた．

- Tは，Bちゃんの不安定な動作のときのみ，Bちゃんの要求に応じて手を貸していた．

POINT

- Tは，一人で行動することに不安のあるBちゃんが，相手に意思を伝えるチャンスが多くなるような対応をしている．

第 5 章

リズム体操 10 の歌

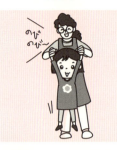

- リーダーの T の「足挙げて！」の言語指示で足を挙げ，T が「伸び伸び〜」といって両上肢を上に挙げると，上肢を少々ではあるが挙げて，踵を浮かせて，他児と一緒に楽しんでいた．

- B ちゃんの上肢の挙上がわずかだったので，T は，B ちゃんの手を持って，万歳のような肢位になるよう手伝っていた．

POINT
- B ちゃんが活発に活動したいのではないかと判断し，T は，B ちゃんの上肢を持って，できない部分を手伝い，B ちゃんが楽しめていることを確認している．
- 手伝う場合は，B ちゃんの持っている機能を生かして，不十分なところを介助し，他児たちと同じように「できた」という達成感を感じるような動作を誘導できるほうがよい．

承 絵本の読み聞かせ

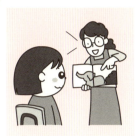

- Ｔの声かけでＢちゃんは絵本のある書棚のほうに歩いて行った．書棚の前で左右に動きながら絵本を選んでいたＢちゃんは，選んだ絵本を持ってリーダーのＴに渡した．
- Ｂちゃんは，Ｔと一緒に椅子を持ってきて，小集団の輪の中に入り，着席した．
- リーダーのＴが絵本を読み始めても，視線は絵本よりも上方のリーダーのＴの方を見ていた．Ｔの声かけや絵本のほうへの指差しで，Ｂちゃんは絵本を見ていた．好きな絵本のときは注視したり発声したりして笑顔が出ていたが，興味のない絵本のときは指を噛んだり手をかざしてみたりしていた．

- ＴはＢちゃんの後方から，Ｂちゃんに「絵本を探しに行こう！」とか，ＢちゃんがリーダーのＴの前に行ったときにはＢちゃんの行動を言語化し「先生，はいどうぞ」とタイミングよく声かけをしていた．
- 絵本に興味を示さず注意がそれているときは，Ｂちゃんの注意が絵本に向けられるよう声をかけたり指差しをしたりしていた．

POINT

- Ｂちゃんは挨拶のときや何かをお願いしたいときの行動をとることは可能であるが，発語が少なく不明瞭であるため，Ｔは，Ｂちゃんの耳元でタイミングよく声かけをして，代わりに反応していた．Ｂちゃんの行動を言語化して伝え，模倣しながら発声につなげようとしている．
- Ｂちゃんは集団活動に参加はしているが，他児たちが何をしているのか理解できないような状態のときがある．このようなときＴは，Ｂちゃんの注意が喚起できるような言葉かけをし，行動がとれるような対応が必要になる．他児が何をして遊んでいるのか，Ｂちゃんの興味と照らし合わせて理解可能な言葉で伝えていくことが重要になる．

第 5 章

 個別遊び

ボールプールで遊ぼう！

【目的】
①基本動作の実用的な習得を図る．
②立ち直り反応や平衡反応を活性化して，動作の緩慢さの軽減を図る．
③他児や T に，動作と単語で，自分の意志を伝えられるようになる．

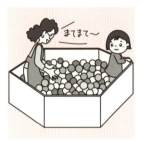

- B ちゃんはボールプールの縁に手をかけて，T のほうを見てニコニコしていた．B ちゃんは T が近づくと片足を上げ，T の腕をつかんでボールプールの中に入った．T が足を使ってボールをかき混ぜると，B ちゃんはバランスを崩して仰向けになったが，起き上がったりして喜び大声を出して笑っていた．
- 何度か繰り返した後，B ちゃんはボールプールの縁につかまって立とうとしたが，T の誘いで B ちゃんは縁から手を離して仰向けになったり起き上がったりしながら，再度楽しんでいた．
- T の誘いが楽しかったようで，ボールプールの縁に手をかけては T のほうを振り返り，声を出して笑っていた．

- B ちゃんは遊びに誘ってほしいのかな？　手伝ってほしいのかな？　と T は考え，B ちゃんに近づいた．
- T は B ちゃんに腕をつかまれ，B ちゃんのなすがままにして，ボールプールのボールを足でかき混ぜて不安定さを楽しませていた．
- B ちゃんがボールプールの縁につかまって立とうとしていたので，遊びに飽きたのかなと T は思ったがもう少々経験してほしかったので，「B ちゃん，待て待て〜」と B ちゃんの好きな言葉を使ってボールプールの中に引き込み，ボールをかき混ぜながらボールプールに誘った．

POINT

- T は，動作が緩慢な B ちゃんに対して，興味を持っているボールプールを活用し，不安定な状況でも楽しみながら行える基本動作の仰向けから起き上がり，立位への誘導を行っている．楽しみながら動作の獲得を促している．立ち直り反応や筋力強化，身体の空間操作などの習得も可能である．
- 記憶することに時間を要する B ちゃんにとっては，手順の記憶や認知的な指導よりも，繰り返し自分の身体を使って活動することのほうが普段の生活で必要となる動作が修得しやすくなり，自立につなげやすい．
- ＊「遊び道具」に遊ばれるのではなく，「子どもが取り組む遊び」を活用して目的を達成することが，子どもの自主性につながりやすい．子どもの意欲を伸ばそうではなく，子どもが意欲的に関わり自ら伸びていくことに配慮する．

5 人の療育実践例

いないいない!?

【目的】
① 人の行動に予測が持てるようになる．
② 人に声を発して交流してくる．

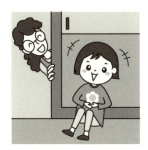

- Ｂちゃんは部屋から出て，出入り口の戸の半透明なガラスの部分から中をのぞいていた．部屋の中にはＴがいた．
- Ｔが「いないいないば〜」と反応する前に笑いだし，Ｔが戸から顔を出すと，「キャー」と大声を出してその場に座り込んで笑いこけた．

- Ｂちゃんの様子から，以前楽しめていた「かくれんぼ」をしたいのかなと判断したＴは「いない！ いない〜」と声をかけた．
- Ｂちゃんが喜んで発声してくるので，楽しませながら，Ｔに交流してくるチャンスを多くして，発声を促した．

POINT

- Ｔは，Ｂちゃんが言葉で発信しないが表情でコミュニケーションをとってくることに対して，以前に楽しめていたかくれんぼ遊びを活用して楽しませている．一方Ｂちゃんは，Ｔの行動を予測しながら何度も繰り返して楽しんでいる．繰り返して遊ぶ中で，人の行動を予測し，自ら探すような活動になり，知的な発達も促進できる．
- Ｔが，普段の遊びの中でＢちゃんの行動を言葉にして伝え，Ｂちゃんの発声を促していくことは，それぞれの場面に応じた表現方法や言葉の使い方に関して学習しやすく，社会性も促しやすい．

第 5 章

行ったり来たり

【目的】
遊べる玩具を自ら選択し，Ｔに意思表示や要求ができるようになる．

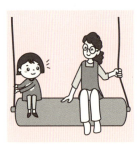

- Ｂちゃんは，廊下に置いてある三輪車に手を触れ，立っていた．自転車ハンドルの中央に描いてあるキャラクターのミッキーマウスや押しボタンをじっと見ていた．
- ＴがＢちゃんに近づき，三輪車に乗ることを誘導すると，サドルに横向きに座った．Ｔが「またいで」と指差して誘導すると，足を挙げてまたごうとしたが，サドルに座っただけですぐに降りていた．
- 屋内に吊り下げてあるボルスタースイングのロープにつかまって座り，足を使って数回揺らして降りた．再度ボルスタースイングに乗ったので，ＴもＢちゃんの横に座ったが，Ｂちゃんはすぐに降りた．

- Ｔは，Ｂちゃんが三輪車をじっと見ていたので「三輪車に乗りたいのかな～」と判断し，Ｂちゃんの反応や要求を待った．
- ボルスタースイングに乗っているＢちゃんに笑顔が出ないことから，ボルスタースイングに一人で乗って揺らすことが怖いのではないかとＴは判断した．
- 再度ボルスタースイングに乗ったので，Ｔは「先生も乗せて！」といってＢちゃんの横に座った．

POINT

- Ｂちゃんは三輪車とボルスタースイングに触れて少々操作しようとするが，笑顔がなかったことから，Ｔは動くものに対する恐怖があると判断した．Ｂちゃんの表情を読み取った対応が，ＢちゃんとＴとの信頼関係を築くうえで重要である．
- 再度の挑戦に際して，Ｔが横に座って介助をしたが，ロープをしっかりと握っていること，下肢をまっすぐにしていて，反対の手で自分の身体を支えるようにしていることなどから，すぐに降りてしまうのは動きのある遊具の上で遊ぶ困難さがあると判断した．初回の評価結果から立ち直り反応の弱さ，前庭機能や小脳機能の成熟の未熟さがうかがえ，動作の緩慢さにつながっていると判断できる．

セラボールで遊ぼう！

【目的】
平衡反応を誘発し，不安定な状態に慣れてほしい．

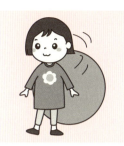

- Bちゃんはセラボールに臀部で寄りかかり，ニコニコしてTのほうを見ていた．
- Tが，セラボールの上にBちゃんを乗せて横に揺らしたところ声を出して笑ったが，すぐに降りようとしたので降ろしてもらっていた．
- Bちゃんはその後も何度かセラボールの前に行き，ボールをトントンと叩き，寄りかかってニコニコしていた．

- Bちゃんは，友だちがセラボールで遊んでいたのを見ていた．
- その場面を観察していたTは，Bちゃんが友だちと同じことをやりたいのではないか？ またはセラボールに乗りたいのではないか？ と考え，セラボールの上に乗せて横揺れさせたところ，笑い声を発したが，すぐに降りようとするので無理に乗せることなく，Bちゃんの行動を観察していた．

POINT

- Tは，Bちゃんがセラボールの上からすぐに降りようとする反応を，動く遊具で遊ぶことの不安があると判断し，Bちゃんの笑顔が出る範囲にとどめて対応している．
- ＊子どもが嫌がったり怖そうに反応する場合，無理に行うと恐怖体験がトラウマとなり，二度とやらなくなる可能性を秘めているので，恐怖体験をすることには注意を要する．
- ＊友だちが遊んでいる遊具を見ていて，同じことをしたくなる発達時期にあると判断できる場合は，模倣言動を大切にして関わることが重要である．

第5章

結 おやつ

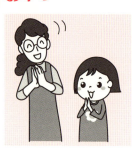

- Ｔの声かけで，Ｂちゃんは母親のところにタオルをもらいに行き，Ｔと一緒に歌いながら手を擦り合わせて手洗いに行った．
- Ｔの介助により，Ｂちゃんは自分で椅子をテーブルのところまで持って行き着席する．椅子を一定時間持っていることができず，すぐ放していた．
- Ｂちゃんはおやつに手を伸ばすことはなく，Ｔが手渡すと食べていた．その後Ｔの声かけで，自ら手を伸ばしておやつを取り自分で食べた．
- 飲み物は自らコップに手を伸ばして飲もうとするが思うように飲むことができず，Ｔにコップの底を持ってもらい，コップを傾けてもらって飲んでいた．
- 途中，離席行動が見られた．

- Ｔが，「Ｂちゃん，おやつの時間だね」と声をかけ，歌を歌って手を擦り合わせ手洗いに誘導した．
- Ｂちゃんは，手洗い後に濡れた手を拭くことはないので，Ｔが「お手てを拭こうね」といいながらＢちゃんの視線が手のほうに向いたとき，Ｂちゃんの手の動きを察知して拭くことで，自分も拭いている体験ができる．
- Ｂちゃんと一緒に椅子を運ぶとき，Ｔは「よいしょ，よいしょ」と声をかけながら一緒に椅子を運んだ．
- Ｂちゃんがコップから水を飲むとき，Ｂちゃんはコップの取っ手を持ち，Ｔはコップの底を持ち，コップを傾けて介助していた．
- 途中で離席してしまうので，「Ｂちゃん，おせんべいが残っているよ．お魚がＢちゃんのお口に入りたい！といっているよ」「お魚がどこかに遊びに行ってしまいそう．どうしようか？」などと声かけをしながら誘導していた．

帰りの挨拶

POINT

- Bちゃんは，おやつのときにどのような行動をとったらよいのか予測がつかないため，Tの丁寧な声かけが重要である．
- Bちゃんは集中力が途切れることがあるため，タイミングよく声かけをしながら，Bちゃんの楽しめる行動に誘導することが大切である．
- 遊びの流れやけじめが学習できるようなTの誘導は必要であるが，徐々にTの声かけがなくても，自らの判断で行動がとれるよう見守ることも重要である．

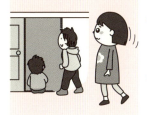

- Tの誘導で，Bちゃんは友だちのいる場所に行った．Bちゃんはピアノの音楽に合わせて膝を屈伸しリズムをとって楽しんでいた．
- Bちゃんは呼名にニコニコして反応し，友だちが出入口のほうに向かっていくのを見て，自分も同様の行動をしていた．

- 「帰りのご挨拶だよ．みんなのところに行こう」とTは声かけをしてBちゃんを誘導した．

POINT

- Bちゃんは日課が理解できないため，理解するまでTの誘導が必要である．Tの誘導は，Bちゃんが理解して行動できるまで毎回同じようにしていくと混乱しないと考える．

＊ 上記のような遊びから，療育目標・短期の「① 立ったり座ったりの動作を繰り返し，平衡反応を促し，反応速度を速くする」，「② 発声を促し，指差しで相手に意志を伝え，知的発達を促す」ことを中心に行われていることが理解できる．Bちゃんの好奇心とやりたい行動を大切にしながら，Tがタイミングよく声をかけて誘導していることが理解できる．Bちゃんの心身状態を的確に把握できているため，タイミングを意識した遊具への誘導や声かけなどが適切に行われ，Bちゃんが楽しく療育に取り組めていることが理解できる．

＊ 肢体不自由の場合，身体的な側面から関わることが多いが，子どもの場合，自分のいちばん関わってほしくない部位から関わるとTとの信頼関係が薄れやすく，精神的にも伸び伸びと育ちにくい．子どもの好きなこと，得意なことからTは関わり，子どもの許可を求めながら嫌なところに介入すると子どもも，「注意しなければいけない，嫌だけどやらねばならない」という意識が芽生えてくる．

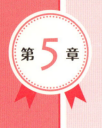

5人の療育実践例 ❸

第5章 お話はわかるけど，ちょっと臆病なCちゃん
（精神運動発達遅滞）

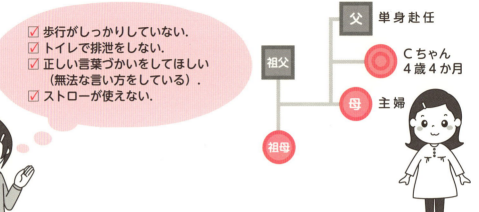

☑ 歩行がしっかりしていない．
☑ トイレで排泄をしない．
☑ 正しい言葉づかいをしてほしい（無法な言い方をしている）．
☑ ストローが使えない．

● 母の気になる点

● 家族構成

療育目標

❶ 発達年齢相応のADLの獲得
❷ 実用的な歩行の安定性を図る．
❸ 大人の仲介で，仲間と遊び，言葉づかいを学習する．

情報・評価

【ADL】　・食事：スプーン，フォーク使用で座ってこぼさずに食べる．
　　　　・排泄：尿意はあるが便意はなくオムツを使用している．大人用の便座に座らせるが排泄はしない．
　　　　・更衣：ゆるいパンツやズボンは脱げるがはけない．
　　　　　　　　上着の着脱は全介助であるが，着脱に協力して手足を動かす．
【知　性】・遊びの場面では，慣れた環境であれば指示を理解し行動にうつせる．
　　　　・慣れている大人であれば自ら発信してくる．
【社会性】・遊びの場面では，大人の仲介により仲間と遊べるが，人見知りがある．
【環　境】・母方祖父母と同居し，父は単身赴任で週末に帰宅する．
　　　　・月〜金曜日は，幼稚園の送迎バスで通園し，4歳児クラスで加配がある．

5 人の療育実践例

T：担当の職員　　リーダーの T：小集団で課題をリードする職員

来園時

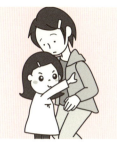

- 母親に抱かれて入室した C ちゃんは母親の首に手をかけてしがみついていた．室内を見回し，周囲を観察していた．
- 母から離れて T を見ていた．

- T は，C ちゃんと母親に挨拶をするが，無理に関わらない．
- T は，C ちゃんが自ら母から離れたのを見て，C ちゃんに関わっていった．

POINT

- T は，C ちゃんが周囲を観察し，母から離れていく状況から，周囲の理解に要する時間を評価していた．理解し判断する能力と反応速度で，C ちゃんの知的能力を T は評価している．
- 母との面接や C ちゃんの状態の観察から，C ちゃんが，環境に慣れにくい要素として考えられる要因は，以下の 5 点にあると判断した．
  ① その場を理解するまでに時間を要する．
  ② 恥ずかしがりの性格．
  ③ 乳幼児期の家庭環境が大人ばかりで不安定さがあった．
  ④ 家庭環境による母子間のアタッチメントに不十分さがあった．
  ⑤ 家族間で，母の育児姿勢肯定感が低かった．
  ⑥ 父親が遠距離通勤で，C ちゃんを溺愛している．

87

第 5 章

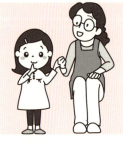

- Ｔと関わりながら，友達の様子を観察していた．Ｔの話しかけを聞きながら，その場の状況を判断している様子がうかがえた．

- Ｔは，音楽が好きなＣちゃんに合わせて，楽しい遊びが待っていることを言葉で伝えながら小集団に誘導した．
- Ｔは友だちの近くにＣちゃんを抱いて連れて行き座った．Ｃちゃんが落ち着いて周囲を見渡せ他児と活動できる場所を選んで，座る位置を決めた．

POINT
- ＴがＣちゃんを抱いて小集団の中に連れて行く理由は，Ｃちゃんは独歩はできるが不安定さがあり，周囲の不用意な刺激に対し，Ｃちゃんに拒否的反応が出現しやすいためであり，意図的に行っている．
- Ｔは，Ｃちゃんが周囲の友だちをじっと見ているので，友だちの行動を言語化して伝えている．それは模倣行動が活発になっているＣちゃんなりに表現方法を学習していくと判断したためで，Ｔは意図的に言葉を使っている．また興味のあることであれば，Ｃちゃんは記憶にとどめ，内言語として蓄えられていくと判断している．

起　挨拶の歌

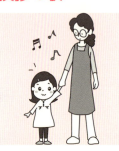

- Ｃちゃんは療育開始のピアノの伴奏に耳を傾けていた．
- 歌に合わせて動作をする場面では，Ｔの手を握っている．

- Ｔは，ピアノに合わせて歌いながら，Ｃちゃんが握っている手を動かして動作を誘導する．Ｃちゃんが握っている手はＣちゃんに合わせて行っている．動かしているうちにＣちゃんがリラックスしている状態がわかる．

POINT
- Ｃちゃんが周囲を観察している様子がうかがえるため，Ｃちゃんが自然に握っている手を緩めるまで，そのままの状態で関わることが重要である．
- Ｃちゃんが安心したと感じるのは，Ｃちゃんの知的判断に基づいている．Ｔは，安心するまでの時間を把握し，Ｃちゃんの理解に要する時間を他の場面でも応用できるヒントとしている．

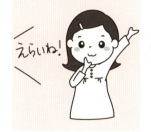

- 呼名の場面になり，リードしているTを目で追っている．Cちゃんが呼名されるとうつむき加減で，Tの誘導で「ハーイ」と手を挙げた．周囲のほめる対応に満足気であった．

- TはCちゃんの反応を読み取り，「次はCちゃんだね．手を挙げようね」と数回耳元でささやいた．
- Cちゃんが呼名に反応したとき，周囲がほめ，その後Tは「『ハーイ』と言ったね．えらいね」と言葉で伝えた．

POINT

- Cちゃんの置かれている場や状況に応じた反応が可能なように，Tが簡単な言葉で耳元でささやくことは，模倣言語につながる．また，Cちゃんが自分自身で返事ができたような気持ちになり，積極的な行動につながっていきやすくなる．
- Cちゃんが呼名に反応したことは，ほかの職員にも聞こえていること，Cちゃんの行動はほかの職員も共通理解していることをCちゃんに知らせたいため，耳元でささやかずに普通に言葉で伝えている．このような場面の経験を積むことで，室内の広さや人数に合わせた声の出し方を学習し，人なれしにくいことの軽減になり，自信がつくのではないかと考える．

リズム体操 10 の歌

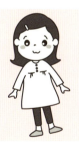

- Cちゃんは，体操の開始のときは立位の不安定さはあるが，一人で立っていた．

- CちゃんがリーダーのTや友だちの様子が見える位置に立てるよう，Tはさり気なくCちゃんを誘導した．

POINT

- Tは，体操のはじめは，Cちゃんが理解できるようにメリハリをつけて対応し，リーダーのTに注意が向けられるよう配慮する．
- Cちゃんは視覚模倣が可能であるため，リーダーのTのお手本を見て，自ら身体を動かすことで，身体部位感覚やボディイメージが促される．

第 5 章

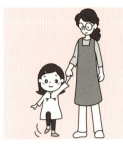

- リーダーのTの「片足挙げて〜」の指示で，Tにつかまりながら片足を挙げた．

- Tは，Cちゃんがつかまってきたが自分一人でできていると感じられるように余分な手助けはしなかった．

POINT
- Cちゃんの姿勢の不安定さを予測して，Tはつかまりやすい場所に位置してさりげなくつかまらせ，自信につなげていくことが大切である．

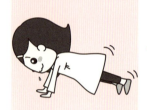

- リーダーのTの「お馬さん〜」の指示で，高這い位を保持しようとするが，両下肢が後ろにずれてしまい不安定．

不安定さを補助するために，Tはさり気なく骨盤帯を支えてあげた．

POINT
- 骨盤を支えるときは，全面の介助をするのではなく，Cちゃんの支えている力を活用して補助的に支えるようにする．

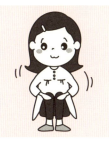

- リーダーのTの「カタツムリ〜」の指示で，体育座りをするが，Cちゃんは一人で座っているには不安定であった．

- Cちゃんの後方から，Tはそっと胸背部を手で支えた．

POINT

- 臀部両足で支えている基底面が狭くなると，重心の位置を狭い範囲で支えなくてはならない．児が努力することで不安定さが増して身体を硬くすることになり，保持している時間が短くなる．
- Tは，Cちゃんの後方から胸背部を手で支えて，Cちゃんの力を利用しながら，カタツムリの姿勢の不安定さの軽減を図ることに配慮している．

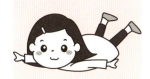

- リーダーのTの「飛行機〜」の指示で，自らうつ伏せになり，顔，手，足を同時に挙げ，反り返りの姿勢をした．

- Tは，Cちゃんが飛行機の動作を自ら行ったことと，その動作ができたことをほめた．

POINT

- Cちゃんは筋緊張状態が低いため，うつ伏せで体幹の反り返りは胸まで挙上し，下肢は膝を伸ばして挙上できることを確認する．
- この動作は，立位時のよい姿勢がとれることにつながっている（固有-前庭感覚の統合状態を示す）．

第5章

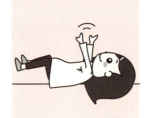

- リーダーのTの「ゴキブリ〜」の指示で，仰向けとなり，上肢を挙げてブラブラさせるが，下肢は動かしていない．
- 「10の歌」の音楽が終わり，Tとハイタッチで笑顔．

- Cちゃんの上肢の反応を見ながら，Tは左右の大腿部を持って下肢の動きを誘導した．
- 音楽が終わった段階で，Tの方から「ハイタッチ！」といいながら，Cちゃんに満足感を体験させた．

POINT

- ゴキブリの動作は，重力に逆らう姿勢で，筋緊張の低いCちゃんには困難な動作である．
- 介助するときに大腿部を持って動かすと，遠位部の膝や足関節の動きが自由になり，関節に刺激が入力されやすくなり，筋活動が促進され（固有感覚の促通），動かされた経験ではあるが筋肉を自由に動かす体験として学習される．
- 「10の歌」の終わりから，ものごとには始めと終わりがあることを学習し，生活でのけじめとなり，次なる課題への準備態勢をかまえることで，集団活動の参加につなげる．

 絵本の読み聞かせ

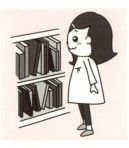

- CちゃんはTと一緒に本棚まで行き，本を選ぶということもなく，立って見ていた．

- Cちゃんは自ら見たい本の選択をすることが困難なため，TはCちゃんに言葉かけをしながら，Cちゃんの興味のある何冊かの本をTが選択し，その中からCちゃんに選択させた．

POINT

- 読んでほしい本の選択が困難な場合，Cちゃんに説明しながらTが数冊の本を選択していくが，その数冊の中からCちゃんに選択させる配慮は，Cちゃんの今後の行動や必要なものなどの自己選択が可能になることと結びつく．

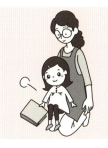

- Cちゃんは椅子には座らず，Tの膝に座った．
- リーダーのTが絵本を読み始めると，Cちゃんは落ち着いて仲間と一緒に楽しんでいた．

- 本を読んでもらうときは，自分に合う椅子を選んで座って見聞きしているが，Cちゃんはまだ甘えがあるので，Tは，Cちゃんを膝に座らせて見聞きするほうを選んだ．

POINT

- 読み聞かせのルールはあるが，Cちゃんの状況と発達年齢に合わせて甘えることも受け入れ，落ち着いて活動に取り組めるようにすると，次の活動のときに自主的に取り組める．
- 小集団にもルールはあるが，ルールに縛られるのではなく，Cちゃんに今学習してほしいことを重要視しながらTは関わっている．Cちゃんに周囲を観察してもらいながら，自ら集団のルールを学びとってもらう対応である．

転 個別遊び

たらいとボールプールの中で牛乳瓶の紙キャップで遊ぼう！

【目的】
一人でボールプールのようなものに出入りができる
⇒歩行の安定性を高める

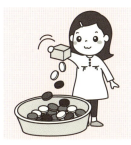

- Cちゃんは紙キャップの入った箱を一人で持ち，箱を逆さにして，たらいの中にキャップを全部入れた．

- 「Cちゃんはキャップを持ってきて〜，Tはたらいを持ってくるね〜」と伝えながら，Tはたらいを用意した．
- Cちゃんがすべてのキャップをたらいに入れる楽しみを，Tは言葉で誘導した．

POINT

- 歩行の安定を目標としているので，Cちゃんが歩いて持ってこられる距離とキャップの入った箱の重さを考えて，たらいの位置をさりげなく決める．

第5章

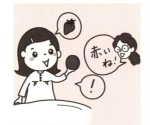

- Tの「たらいに一緒に入ろう！」との誘いに，「やだ！」と答え，タライの外側に膝立位になって，キャップに描いてある絵の名前をいったり，Tに指示された絵を見つけたり，質問に答えたりしていた．
  Cちゃん「いちご！」⇒T「赤いね〜」
  Cちゃん「大好き，ママ買ったの，かすみ」

- Cちゃんが理解できる内容で，Tは応答した．
- Cちゃんは発語のほとんどが単語であるが，Tはコミュニケーションが成立するような反応を心がけた．時に二語文，三語文で応答を試みた．
  T「かすみって何？」⇒Cちゃん「ウーン」
  T「スーパーマーケット？」⇒Cちゃん「スーパーマーケット」

POINT

- Tは，Cちゃんが自主的に発信してくる言葉から会話を膨らませていく方法をとり，Cちゃんとの会話を長続きさせていた．会話が長くなると，Cちゃんが発信する言葉が模倣言語なのか，そうでないのかなど，Cちゃんの理解度を把握することができる．

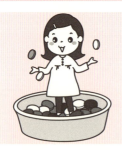

- Tの誘導で，Cちゃんは膝立位から立位となり，たらいの中に入り，手足でキャップをかき混ぜたりしていた．
- Cちゃんが立位になったとき，Tが「シャンプー」といいながら頭からキャップをかけたが，姿勢は安定していて自分からキャップを拾い集め身体にかけたりしていた．

- Tは，臆病気なCちゃんが大胆な遊びになるように誘導した．
- Cちゃんがたらいに中に入ったり出たりするような遊びの設定を試みた．立位での安定を図るために，Cちゃんが立位のときを狙って，Tはキャップを頭からかけるようにしていた．

POINT

- 大胆な遊びをすることでCちゃんの内在している活発さを把握でき，次の困難な課題への挑戦意欲を考慮することができ，Cちゃんの恐怖心や不安感が軽減された活動を提供しやすくなる．
- 滑りやすいたらいの中で，単純なキャップ遊びを通して，立位の安定や平衡反応の促進につなげていくことが可能である．

5人の療育実践例

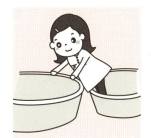

- Tの「Cちゃんが引越しをしま～す！」の声かけで，2つのたらい間を何回も出入りしていた．最後にはスムーズにできるようになっていた．

- Tはたらいを揺らしたりしながら，Cちゃんが別のたらいに移動するように誘導した．

POINT

- TがCちゃんの入っているたらいを揺らすことを考えたのは，Cちゃんの移動動作が簡単にできるようになったので負荷をかけて面白い体験をしてほしいためと，次の課題の身体的な準備でもある．

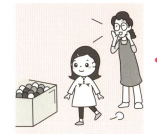

- Tの「今度はボールプールに引越します」との声かけで，Cちゃんはボールプールのほうに自ら移動していた．

- Tは，Cちゃんが一人でボールプールに入り不安定なボールプールに中で遊ぶことの困難さを理解し，楽しく遊べることを目的とした．
- TはCちゃんよりも先にボールプールに入った．Tは，Cちゃんの表情を観察し，笑顔が出ていることを確認してからCちゃんを高く抱き上げて，いかにもプールにダイビングするようにしてボールプールに入れ，楽しいことが待っているというように誘導した．

POINT

- ボールプールの高さがたらいよりも高いため，Cちゃんがプールに入ることを躊躇すると判断したTは，遊びの目的を，不安定なボールプールの中で楽しく自由に遊びながら立ち直り反応や平衡反応を自ら体験できることに切り替えた．
- TがCちゃんを瞬間的に高く抱き上げることは，視空間操作となり，前庭機能の入力につながり，平衡反応につながっていく．
- CちゃんがTVなどで見ているダイビングをTの力を借りて，あたかも自分でダイビングをしたような感覚を体験できるため，不安定なボールプールの中でもひとりで不安がらずに動き回れている．

95

第5章

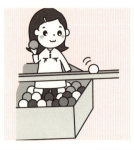

- Cちゃんの状態が落ち着いてきたので，Tが雨どいを指差して，ボールプールからたらいに雨どいを渡し，雨どいの中でボールを転がした．Cちゃんも楽しそうに転がしていたので，Tがボールの色を指定すると，その色のボールを転がしていた．

- Tは，ボールプールの不安定な中で遊んで落ち着いてきた様子を観察し，次の遊びに誘導する．
- 初めはボールの転がる様子を楽しませ，その後，「赤いボール」「青いボール」「緑のボール」と指示を出した．

POINT
- Cちゃんは雨どいの中を転がるボールの動きを追視し，指示された色のボールを探し（聞きながら注視したり追視したりする），遊べる時間を長く保っていくことで1つのことに集中して目的行動ができるようになる．

結　おやつ

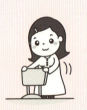

- おやつの合図の音楽が奏でられたら，母親の所にタオルを取りに行き，洗面所で手洗いをした．
- 自分から椅子を取りに行き，テーブルに着いた．
- テーブルを雑巾で拭き，他児の行動を見ていた．

- Tは，Cちゃんの遊びからおやつへの切り替えのよさと自主的な行動を褒め，手洗いに誘導した．

POINT
- 毎回の同じ行動が習慣化し自宅においても行えるよう，Tは余分な手助けをしないで見守っている．不十分な部分のみ言葉をかけて修正している．

帰りの挨拶

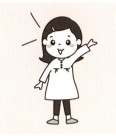

- 他児と共に音楽に合わせて動作を行い，呼名に返事をしていた．

- 音楽に合わせて動作を行うが，不十分なところのみTは手助けをしていた．呼名に返事をしたことを褒めていた．

POINT
- 帰りの挨拶はCちゃんが心地よく行えるよう，不十分なところがあっても大目に見て対応することも重要である．その日の満足感を体験することに焦点を置いて，帰宅してもらう．

---

* 上記のような遊びから，療育目標の「②実用的な歩行の安定を図る」「③大人の仲介で，仲間と遊び，言葉づかいを学習する」ことが中心に行われていることが理解できる．

* 目標①の「発達年齢相応のADLの獲得」に関しては，遊びの活動を通して上肢の機能や体感の安定性を図ることができ，更衣動作や食事関連動作につながっていく．小集団のルールの学習は理解力と判断力が養われ，知的発達も促されやすくなり，模倣活動から言葉使いや排泄行動にもつながっていくと考えられる．

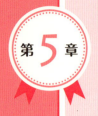

5人の療育実践例 ❹

動物の本が好きで，人との関わりが苦手なDくん
（発達障害）

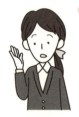

☑ 集団生活に適応できるようになってほしい．
☑ 極端な偏食があるので，いろいろな食物が食べられるようにほしい．
☑ 幼稚園で，排泄など自分でできることが多くなってほしい．

●母の気になる点

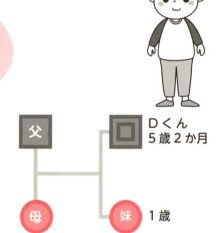

●家族構成

【療育目標】

長 期　❶ 集団生活の中で，友だちとの関わり方やルールを理解する．
　　　　❷ 1日の生活の流れと動作を習得する．
短 期　❶ 集団生活で友だちと関わりを持ち交流し，友だちと同じ行動がとれる．
　　　　❷ 排泄の自立．

情報・評価

【ADL】　・食事：アレルギー（米，蕎麦，ミルク，小麦，大豆，卵）がある．
　　　　　　　　極度の偏食であるが，クリームコロッケや魚，特定のハンバーグ，唐揚衣などを自ら口に運ぶようになっている．
　　　　・排泄：オムツ使用で排泄後に教えることはない．オムツに排泄した後，オムツを触って脱いでしまうことがある．
　　　　・更衣：オムツを脱ぐことはできるが，更衣動作を自ら行うことはなく，更衣に協力はしてくれる．

【知 性】　・模倣行動が多い．
　　　　　・たんすの引き出しを開けて階段のように昇ったり，電気のスイッチの点滅などの

悪戯が活発.

【社会性】 ・好きな動物の絵本をめくって遊び，一人遊びが多い.

【環　境】 ・両親と妹の4人暮らしで，父親は仕事の関係で朝帰りが多いが，子どもたちを可愛がっている.

・妹が誕生してから，赤ちゃんへの関心が出てきている.

・1年前から幼稚園に通園するようになり，他児の行動についていけるようになり，給食もわずかではあるが食べられるようになってきている.

第5章

T：担当の職員　リーダーのT：小集団で課題をリードする職員

来園時

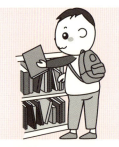

- Dくんはリュックを背負って入室し，そのまま大好きな絵本の棚のあるほうへ走って行き，好きな動物の本を探していた．

- Tは，Dくんの行動を観察し，見守っていた．
- TはDくんに声をかけながらDくんと一緒にリュックを棚に置いてきた．

POINT
- 来園したときはDくんのペースを大切にし，これから楽しいことが始まるという印象を持ってもらい楽しく活動ができるよう，行動も無理強いはしないほうがよいと考える．

起　挨拶の歌

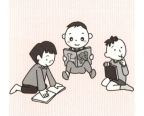

- Dくんは好きな動物の本を選んで，他児の輪に入り，参加していた．

- Dくんの大好きな動物の本で，他児の輪の中に誘導し，中央を向くように誘導していた．

POINT
- 強制的に誘導するのではなく，Dくんが好きな物を持ちながらでも嫌がらずに他児の輪の中に入れるような誘導が大切になる．

リズム体操 10 の歌

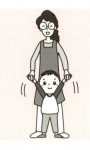

- D くんは絵本を見て楽しんでいた．
- D くんは，T の誘導で体操に参加し，部分的に動作を行っていた．T に手を持って動かされても，ニコニコしてなすがままであった．

- D くんの視線が絵本から周囲に向いたタイミングを狙って，T は D くんの脇を抱えてジャンプさせながら体操に誘導した．
- T は，D くんの手や足をとって拒否のない程度で動かした．笑顔や発声が出ていて，もっとやりたいようなサインがあったので数回繰り返して行っていた．

POINT

- D くんは好きな絵本を見ていても室内で音楽が奏でられているほうにも注意が向くので，集団活動に参加できるるタイミングを逸しないように，D くんを注意深く観察していることが必要である．
- D くんは検査結果から，全身的に筋緊張が低いことと，どのように身体を動かしたらよいのかわからないことが，自ら身体を動かすことの苦手さとなっていると判断できる．
- T の他動刺激（触覚や固有覚）に対して笑顔が出ているということは，動かされる快感（感覚入力）を感じていると判断できる．動作の催促をしていることからも，心地よい刺激になっていると判断できるため，活発に動かしてあげることが筋緊張状態を高めるためには重要になる．
- D くんの大好きな動物の本を持って集団に参加しているため，T の誘導に対して拒否することがなかった．好きなことを後まわしにするのでなく，D くんのペースに合わせながら好きな音楽で遊びの切り替えを誘導すると，パニックになることは少ない．

第 5 章

絵本の読み聞かせ

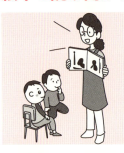

- 友だちが選んだ絵本「ちびゴリラ」をリーダーのTが読んでいたが，Dくんも好きな本のようで着席して嬉しそうに見ていた．10分くらいの時間であったが，Dくんは参加していた．

- TはDくんに寄り添い，時々Dくんの両手を持って手合わせをしたりして行動を観察していた．
- Dくんの好きな本は，手元に置いたままで行った．

POINT

- 大好きな動物の図鑑ではなく，ほかの絵本でも楽しめていることから，こだわりで動物の図鑑を見ているのではないことが理解できる．集中時間を長くしたり，知的な伸びを期待して，好きな動物を媒体にして机上動作に結びつけていけるのではないかと判断できる．
- Dくんが安心できるよう，好きな本を手元に置いておくことは重要である．

5人の療育実践例

個別遊び

くすぐり遊び

【目的】
人に興味を示す．
全身の筋緊張状態を高め，座位や立位姿勢保持で耐久性を増す．

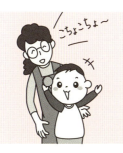

- アンパンマンのブロックにTがゴム製の猫でくすぐるようなことをしたところ，Dくんはジャンプして喜んでいた．
- Tが持っていた猫をもらい，猫の胴体をもって動かしたり，Tをくすぐったりして楽しんでいた．TがDくんをくすぐると，声を出して喜び，くすぐりを催促していた．

- Tは，ゴム製の動物でアンパンマンをくすぐってみせた．Dくんが興味を示したので，猫を手渡した．
- くすぐりに興味を示してきたので，TはDくんをくすぐったところ，Dくんが催促してきたため何度も繰り返して行った．

POINT

- 猫を媒体にした遊びで，くすぐられることに対して予測することができ，楽しい遊びができると感じている様子がうかがえる．Dくんの催促に応じて満足するまで行うことが重要である．
- Dくんが物でなく人に興味を示したことで，大人との交流ができる．徐々に友だちにも波及させていくことが大切である．
- くすぐり遊びは，全身をよじって活発に動かすため触覚―固有覚の統合がなされやすく，筋緊張も高めやすくなる．

第 5 章

> セラボールで遊ぼう！

【目的】
人に興味を示す．

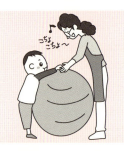

- セラボールをTとDくんの間に挟み，「一本橋こちょこちょ」で声を出して喜び遊んでいた．

- セラボールをTとDくんの間に挟み，「一本橋こちょこちょ」で遊び，Dくんが次の動作の予測ができるようタイミングをずらしたりして関わっていた．

POINT

- 手遊びや身体遊びをしている中で，Dくんの身体を触れることで，Dくん自ら次の動作の予測ができ，触覚刺激が筋収縮を高め知的側面の伸びも促せている．感情表現にもつながっている．
- セラボールをDくんとTの間に挟んだ理由は，ボールの接触面が身体の前面全体となり，上肢をTのほうに引っぱることで上肢全体の筋緊張を高められるからである．下肢は歩くため筋緊張を高めやすいが，上肢は下方にぶら下がっているので筋緊張を高めにくい．

> 牛乳瓶のキャップで遊ぼう！

【目的】
人との交流に興味を示す．

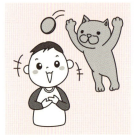

- Tが猫の玩具の前足で牛乳瓶のキャップを数枚挟んだら，Dくんも真似して挟んでいた．Tが猫の玩具を大きく動かし，キャップが猫の手を離れて空間を舞っているのを見たDくんは，Tと目を合わせて大笑いした．

- 大きなたらいの中で猫の玩具を持ち，猫の前足で牛乳瓶のキャップを数枚挟んだTは，「猫がジャンプします！」といいながら猫を大きく動かし，前足のキャップを放して空間に舞うようにして見せた．

POINT

- Dくんにとって興味のある遊びは，相手と感情の共有をしようとするような目と目を合わせた反応が出現し，人を意識するようになり，目と目を合わせて感情表現ができ，人と交流ができるようになってくると思われる．

結 おやつ

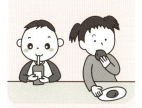

- Dくんは母親が持参したジュースを飲んだ．
- 父親が室内に入ってきたのを見たDくんは，父親に笑顔を見せた．

- 食物アレルギーがあるので，他児と同じおやつを強要することはせず，Tは見守っていた．

POINT
- Dくんは極度の偏食とアレルギーがあるため，母親の意向を重要視している．
- 父親の存在に関して，父親に笑顔を向けている様子は，家庭での親子の関係がスムーズであると判断できる．
- 食事動作は可能であるが，更衣動作は大人に協力することがほとんどである．更衣は上肢の機能の問題ではなく，知的な面から生じていると考えられる．

帰りの挨拶

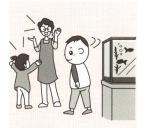

- 帰りの挨拶が始まる前は，好きな動物の本を何冊か出して開いたりメダカの水槽を見ていたが，始まるとスムーズに参加していた．

- Tは，Dくんの後ろに立ち，Dくんの動作で不十分な部分を手伝っていた．

POINT
- Dくんの不十分な動作をTが介助することは，Dくんが介助を嫌がらないのであれば介助したほうが正しい動きが覚えられる．
- Dくんが好きな音楽を活用することで，行動の切り替えが可能である．

＊上記のような遊びから，療育目標（短期）の①「集団生活の中で，友だちとの関わり方やルールを理解する」に関しては，まず初めに療育者がDくんの行動の特徴を理解し，療育者との関わりでDくんが人に対する興味を持ち，人との関わり方を療育者を通して模倣することで，小集団で適応し

ていくことを指標においていることが理解できる．Ｄくんの興味を大切にして関わることが重要で，Ｄくんが心地よく感じる状態は，苦手なことに対しても少しずつ適応していくことにつながっていく．療育目標（短期）の②排泄の自立に関しては，①の場面で，活動性が高まることで獲得されやすくなる．

＊ 幼稚園に入園して約4か月後のＤくんの幼稚園訪問の際，50人くらいの集団に混じって他児と同じ行動ができていたことから，①②が徐々に達成されている．②に関しては，トイレで行えるようになり，失敗がないとの報告があった．好きな活動を大切にしてあげながら関わることは，模倣活動から自主的な活動に発展し，知的にも高まり，日常生活の自立にもつながっていくと考える．

5人の療育実践例 ❺

体を動かすのが得意で，じっとするのが苦手なEくん
（発達障害）

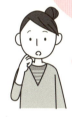

☑ 言葉のやり取りができるようになって落ち着いてほしい．
☑ 排泄や更衣動作ができるようになってほしい．
☑ 通常学校の支援学級に通学してほしい．

●母の気になる点

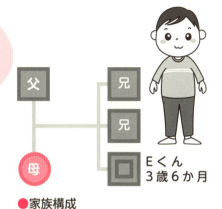

●家族構成

療育目標

長 期　❶ 同年齢児と言葉でのやり取りができる．
　　　　❷ 集中時間が長く保てるようになる．

短 期　❶ 自分や他者の感情に気づき，適切に対応できる．
　　　　❷ 好きな遊びの中で，粗大な動きや微細な動きに取り組めて，力の加減ができるようになる．

情報・評価

【ADL】
・**食事**：自立しているが，咀嚼回数が少ない．
・**排泄**：ほぼ自立しているが，時に失敗することもある．
・**更衣**：パンツやズボンを脱ぐことはできるが，お尻からウエストまで挙げることが困難で介助を要する．上着は着やすく持ってあげると，腕を通して着られ，ホック類ははずすことができる．

【知 性】
・絵本や絵カードを集中して見る．
・トーマスシリーズの列車を並べて眺めたり，線路をつなげたりして，Tと一緒に遊べる．

【社会性】
・年上の男性に対しては好感を持っているようで，視野に入ると「こんにちは！」と笑顔で挨拶する．
・他人の物と自分の物の区別がつきにくく，力任せに取ろうとし，攻撃的になってしまう傾向にある．「ありがとう」「ごめんなさい」はいえるが，場に応じた使

第 5 章

　　　方が習得されていない

【環　境】 ・3 歳時より利用しているリズム園は，E くんにとっては落ち着ける場所となって
　　　　　いるようである．
　　　　・両親が就労しているため，保育所で集団生活をしている保育所の送迎は，父親が
　　　　　行っている．保育所では，園児 13 名に対し保育士 1 名の配置で，E くんに対して
　　　　　は園全体でみている．園児たちは，E くんに温かく接している．

T：担当の職員　リーダーのT：小集団で課題をリードする職員

来園時

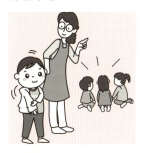

- 時間に遅れて来園したEくんは，入り口で出迎えたTに「こんにちは〜」と挨拶をした．Tの声かけで上着を脱いだ．
- 絵本読み聞かせの課題が始まっていたので，Tの誘導でTの割座の上に座り，その小集団に参加した．

- Tは，遅刻して来園してきたEくんに，注意が散漫にならないよう，素早く上着を脱ぐように声をかけて誘導をし，間髪入れずに「絵本を見ようね」と声をかけ，他児の輪の中に真っ直ぐに向かえるようにした．

POINT

- 注意が転導しやすいEくんなので，Eくんの視点が好きな絵本に注視していることを確認し，Eくんの反応の速さを理解したうえで，間髪入れずに素早く誘導することが注意集中を促しやすい．Eくんの興味を把握して，声かけや誘導のタイミングを逸しないことが重要になる．

第5章

承 絵本の読み聞かせ

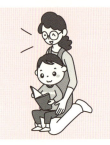

- Eくんは T と一緒に本棚まで行き，T が E くんの好きな絵本の「しろろん，くろろん」を手渡し，それを見ながら絵本の読み聞かせの場にいた．
- 途中で体を動かしてその場から離れようとするが，T の声かけでその場を抜け出すこともなく最後まで参加していた．

- T は，絵本の読み聞かせの時間，E くんが最後までその場に居られることを目的とし，T の割座の上に座らせ抱えるようにしていた．
- E くんが途中で体を動かして T から離れようとしたが，T は，リーダーの T が読み聞かせている絵本に注意を向けるように「○○だって！」と声をかけていた．
- 「次はこれを読んでもらおうね！」と声をかけながら，その場を離れて動こうとしていた E くんを抱え直し，読み聞かせの時間は，他児と一緒にその場にいられるように対応していた．

POINT

- E くんの好きな絵本の読み聞かせの場では集団参加が可能なため，E くんの好きな絵本を手元に置いて T は対応している．

- 以前の E くんとの体験から，手元の絵本を見ていても読み聞かせている絵本のことにも注意が向いていることを把握していた T が，E くんへの言葉かけをタイミングよく行っていたため一定時間，集団参加ができたと考える．

- T の割座の上に E くんを座らせたのは，E くんが知的に幼いことと，多動症候群から生じるであろう親子のスキンシップの少なさを考慮したので，安心して座っていられるようにした．また，T が E くんの体の動きを素早くキャッチして，転導しやすい E くんに適切な声かけを行い，E くんが動こうとしたときに，安心して戻れる場面を設定していた．これらの T の配慮は E くんが落ち着いて他児と同じような行動がとれ，ほめられることで自己満足が得られることになり，功を奏したと考えられる．

- T の下記の気づきが，落ち着きのない児を，一定時間落ち着かせることができる．
  ① 以前の体験から，児の落ち着きのない行動が生じる状態を理解する．
  ② 児が落ち着きのない行動を移す前に，児が注意を向けられるものを準備しておく．
  ③ 児に声をかけるときのタイミングを逸しない．
  ④ 声をかけるとき，児が興奮しないよう静かに声をかける．
  ⑤ 児がほめられる状態を作るよう配慮する．
  ⑥ 児が安心できる場を，小集団の中に設けておく．

個別遊び

絵本・絵カードを見る

【目的】
①集中時間が長く保てるようになる．
②好きなもの以外にも，仲間がいることを把握できるようになる．

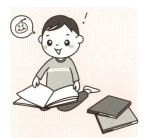

- 絵本の読み聞かせが終わり，Eくんは絵本を片づけに行った．
- 絵本片づけのはずであったEくんは，好きな絵本をまとめて取り出してTのいる近くに運んだ．本の表紙や中を見ながら約10分間楽しんでいた．
- ドキンちゃんの頁で，「あ～♪」と喜んで何度も見ていた．

- Tは，Eくんが興味を持って運んできた絵本を媒体に，集中時間を長く保てるようテンポとタイミングを考慮した声をかけを行っていた．
- EくんがTに発信してくる言葉に素早く反応し，集中時間を長くしていた．
- ドキンちゃんばかりのページに反応する，いつもと違うEくんの様子にTは気がついた．

POINT

- Tは，Eくんの表出言語を聞き逃さず，テンポとタイミングを逸しないように対応することが求められる．
- ADHDによる逸脱した行動を指摘されて生活してきたEくんにとって，TがEくんの興味や関心を大切にして関わることは，Eくんの存在を認めることとなる．また，理解者がいることは居場所の確保にもつながり，ほめられる行動から，正しいことの学習と行動の修正を認知的に判断する行動にもつながっていくと考える．
- Tはいつもと違うEくんの反応に気がついた．ドキンちゃんばかりのページでEくんが「あ～♪」と大喜びし，何度も見ている状況を母親に伝えたところ，「最近，この世の中に男女が存在することがわかったようで，女の子に反応するようになってきた」ということを伝えられた．
- Tが，いつもと異なるEくんの反応を肯定的に判断したため，母親からの適切な情報が得られたと考える．

第 5 章

アンパンマンのマグネット人形遊び

【目的】
①集中時間が長く保てるようになる．
②ごっこ遊びから，友達の存在に気づく．

- 他児が遊んでいた場に入っていき，アンパンマンのマグネット人形を手にした．Ｔの「貸して！だよ」の促しに「貸して！」と他児にいい，他児の「いいよ」の反応があり，一人で楽しんでいた．
- アンパンマンの人形の頭や体を探して組み合わせたり，服を着せたりして遊んでいた．
- Ｔの「メロンパンナちゃんはどこ？　体がないよね」などの声かけに，「めろん・・・」と探して見つけたりして楽しんでいた．次第にガチャガチャとすべてを重ねて盛り始めたが，Ｔの誘導で片づけに転化することができた．
- Ｅくんが遊んで置きっぱなしになっていた大好きな玩具を他児が使っていたが，探すこともなく落ち着いていた．

- Ｔは，絶えず「どこかな？」「こっちかな？」などと静かに声をかけ，Ｅくんの注意が途切れないように言葉かけをした．
- 約 5～6 分間遊びが続いたが，すべてを重ねて盛り始めたので「ここに入れて！」と促して片づけに転化していた．
- 以前は，Ｅくんが置いていった物を他児が使っているのを見ると奪い返す行動がしばしば見られていたので，注意して関わっていた．
- Ｔは，Ｅくんの状態を理解していたので，他児がＥくんの好きな玩具を使っていたことでＥくんが混乱しないよう，「貸してくれてありがとう」と声をかけながら注意して見ていた．

POINT

- 多動になったり集中が途切れたりするＥくんを理解したＴの対応が重要になる．Ｅくんの行動を先読みしながら，Ｅくんが思考しているであろうと予測される内容を言葉にして誘導することは，Ｅくんのまとまった行動の学習につながる．
- 遊びが目的から逸脱すると，Ｅくんはガチャガチャと音を立てて遊び自らを興奮をさせ落ち着かなくなってしまうため，Ｔは片づけに転化して自由遊びを静かに終了にしている．
- Ｅくんが置いていったものを他児が使っているのを見ると，以前は奪い返す行動がしばしば見られていたが，今回は落ち着いていたためか奪い返す行動は見られなかった．また，近くで他児の対応をしていたＴとＥくんのＴ同士が，Ｅくんを理解し合えていたことと，Ｔ同士が連携しＥくんが納得する対応をすることは，Ｅくんが他者の感情に気づき適切に対応できるきっかけとなる．児が落ち着ける環境つくりとＴ同士の連携は，これからのＥくんの自己統制能力を高めた行動につながっていくと考える．
- 自分のものと他人のものとの区別が難しい場合，執着しそうな玩具を担当Ｔと他児のＴとでＥくんの混乱を避けるように声をかけていることは，Ｅくんと信頼関係がとれているＴなので，Ｅくんにとってはほめられる喜びが他児との関係を友好的に考えられるようになっている．
- 遊びの「起承転結」を考慮した対応は，Ｅくんの興奮性を緩和させ，遊べる時間の終了をルールとして学習することになり，集団生活のルールの学習として大切なことである．

結 おやつ

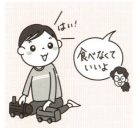

- 好きなトーマスで遊んでいるときに，おやつへの移行時間となったため，Tは「おやつ食べる？」と聞いたところ，「やーだ！やーだ！」と体を揺すって拒否を示した．Tが「じゃあ，食べなくていいよ」と応じると，素直に「はい！」と返事をして遊びに戻っていた．

- Eくんはそのときによっておやつを食べたり食べなかったりするため，Eくんの意志を確認しつつ言語指示による遊びの切り替えを促していた．
- Eくんは意思が通らないことでパニックになることがあるため，Eくんが拒否した時点で，TがEくんの意志を受け入れるということを言葉で簡潔に示した．

POINT

- 療育では，遊びに集中しているときに，行動を切り替えなければならないことはよくあるパターンである．このようなときに，目的①の「集中時間が長く保てるようになる」を大切にして，Eくんの意志を尊重してあげることで，Tとの信頼関係が高まっていく．信頼関係ができてくると，TがEくんにお願いしたいことなども聞き入れてくれるようになる．反抗期にあるEくんに対しては，まずEくんを受け入れる姿勢を示すことは重要である．その後に交換条件を示すと，すんなりと受け入れてくれることが多い．

帰りの挨拶

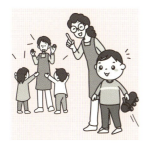

- 帰りの挨拶の時間まで，トーマスで遊びながら穏やかに過ごし，Tの「帰りの挨拶の時間ですよ〜」の声かけに素直に応じて，小集団の中で他児と同じ行動がとれていた．

- Tは，帰りの挨拶の時間になるまで自由にさせておき，「帰りの挨拶のときには，みんなと一緒にやろうね」と声をかけていた．
- Tの「帰りの挨拶の時間ですよ〜」の声かけで，Eくんを誘導していた．

POINT

- EくんとTとの信頼関係がEくんの素直な行動に導けていると判断できる．
- TはEくんの行動を先読みをして声をかけていることがわかる．Eくんが遊びの切り替えができるよう，おやつの時間が終わる頃を見計らって，徐々に誘導している．

第 5 章

* 上記のような遊びから，療育目標（短期）の②「好きな遊びの中で，粗大な動きや微細な動きに取り組めて，力の加減ができるようになる」ことが中心に行われていることが理解できる．

* 短期目標の①「自分や他者の感情に気付き，適切に対応する」ことに関しても，療育者がEくんの状態を的確に理解していたため，Eくんが衝動的な行動をとる前にタイミングよく押しつけにならない表現で言葉かけをしている．それによってEくんは落ち着いた行動になり，他児が関わってきてもイラつくことなく対応できていたと理解できる．

資　料

✓ 問診票
✓ 発達里程標
✓ リズム体操：10のうた，せんたくきグルグル，へそダンス，はちべえさんとじゅうべえさん
　・リズム園では集団構成メンバーにより少々の変化はありますが，基本的には子どもたちが好んで動いてくれる上記4曲を基本に，季節感のある楽曲を選び，一日の活動の起承転結のうち「起」を意識して実施しています．
　・伴奏はすべて子どもに合わせられるよう，生の演奏で行っています．
　・小集団の特徴により，拍子どりや速度を合わせています．

資料

○問診票

お子さんの発達歴・行動・行為について
(記入して下さった方は，母親・父親)

児童氏名：_____ さん（男・女）

生年月日：_____年___月___日（___歳___ヵ月）

記録年月日：_____年___月___日

自宅住所：_____県_____市_____町_____番地（持家，借家，入所施設，他）

電話番号：自宅（___－___－___）差支えなければ携帯（父，母）（___－___－___）

1. 家族構成について教えてください．

<祖父母>　　　<ご両親>　　<お子さん，年齢順に：幼稚園・保育園・学校>

祖父　　父（　歳）　職業：

祖母

母（　歳）　職業：

2. これまでに受けてきた検査と検査結果，治療内容，訓練内容等に関して教えください。

（例）何歳の時？	どこの病院？施設？	受けた検査・治療（脳波・MRI・言語・知能検査・感覚統合検査等）	検査結果治療・訓練内容等
歳健診　歳の時	保健センター病院		
歳の時	病院		

関係した役所は（　　　　）市役所 担当保健師： 指導は？：	お世話になっている病院・クリニック 名称： 主治医：
現在の幼稚園・保育園は？ 名称： クラス（未就園，年少，年中，年長） 特別支援の有無（　有　無　）	関係している発達支援センターは？ 名称： 頻度： 担当者名：

＊どこのどなたの紹介で，相談支援センターフリージアに来られましたか？

資料

（つづき）

３．現在お子さんのことで気になる点はどのようなことですか？優先順に記入して下さい．

　　①_____

　　②_____

　　③_____

４．現在てんかん発作はありますか？（はい・いいえ）（「はい」の方は以下の点を教えてください）

　　　　発作の頻度は？（月・年）_____

　　　　最近の発作は？　　　　年　　　月　　　日頃（対応方法は？　　　　　　　　　　　　　）

　　　　服薬は？（はい・いいえ）　薬名は？_____

　　　　処方病院名：_____　　　服薬回数：　１日に　　　　　　回

５．てんかん以外の薬を服用していますか？どのような薬ですか？

　　　_____

　　　_____

６．妊娠中と出産時の状況について教えてください。

　　(1) 妊娠中の健康状態：_____

　　(2) 出生時の在胎週数：　　　　週　　　　日　　　予定日はいつでしたか（　　　年　　　月）

　　(3) 陣痛開始から出産までの時間：_____時間

　　(4) 出産時の状態：(正常分娩・鉗子分娩・帝王切開・麻酔分娩・その他)

　　(5) 出産後の赤ちゃんの状態は？

　　　　①体重：_____g

　　　　②仮死状態：(なし・あり⇒　　　度)　　アプガール得点：_____分後 (0～4, 5～7, 8～10)

　　　　③新生児黄疸：(普通・強かった)　　　黄疸の処置 (なし・光線療法・交換輸血)

　　　　④保育器に入っていた (いいえ・はい⇒　　　日間)　酸素を吸入 (いいえ・はい⇒　　　日間)

　　　　⑤その他，何か気になる点はありましたか？_____

７．生後１歳位までのお子さんの様子に関して、以下のことを教えてください。

　　(1) 乳の飲み方（普通・弱かった）（母乳・混合・ミルク）

　　(2) 体が弱く病気がち（はい・いいえ）　どのような状態？_____

　　(3) 今までにひきつけやけいれんを起こしたことがある？（はい・いいえ）

　　　　何歳頃：_____歳　　頻度：_____

　　(4) 非常に大人しく寝ていることが多かった（はい・いいえ）

　　(5) 泣いてばかりいた（はい・いいえ）

　　(6) 大人と目を合わせることが少なかった（はい・いいえ）

　　(7) 抱いた時，体の軟らかい感じが気になっていた（はい・いいえ）

　　(8) "イナイナイバー"をまねして楽しんだ（はい・いいえ）

　　(9) 指差しをした（はい・いいえ　）

　　(10)あやすと微笑んでくれた（はい・いいえ）

　　(11)主な養育者は（母・父・祖母・祖父・その他（　　　　　　　）

資料

（つづき）

8．お子さんの運動発達に関して、以下のことを教えてください。

(1) 頚のすわりは（遅かった・普通・早かった）（分かれば＿＿＿＿＿ヵ月頃）

(2) 寝返りは（遅かった・普通・早かった）（分かれば＿＿＿＿＿ヵ月頃）

(3) 一人でお座りをしたのが（遅かった・普通・早かった）（分かれば＿＿＿＿＿ヵ月頃）

(4) 四つ這いを（殆どしなかった・した）（分かれば＿＿＿＿＿ヵ月頃にしていた）

(5) 一人で立ったのが（遅かった・普通・早かった）（分かれば＿＿＿＿＿ヵ月頃立っていた）

(6) 一人で歩いたのが（遅かった・普通・早かった）（分かれば＿＿＿＿＿歳頃一人で歩いた）

(7) 片足立ちが（できない・少々できる・できる）（出来るようになったのは＿＿＿＿＿歳頃）

(8) スキップが（できない・少々できる・できる）（出来るようになったのは＿＿＿＿＿歳頃）

(9) 両足同時ジャンプが（できない・少々できる・できる）（出来るようになったのは＿＿＿＿＿歳頃）

(10) ボール蹴りが（できない・少々できる・できる）（出来るようになったのは＿＿＿＿＿歳頃）

(11) 動きが遅くぎこちない（はい・少々・いいえ）

(12) 三輪車に一人で乗れる（はい・いいえ・興味がない）

(13) 自転車に一人で乗れる（はい・いいえ・興味がない）

(14) ブランコを一人でこげる（はい・いいえ・怖がって近づかない）

(15) はめたり組み立てたりする玩具で遊ぶ（はい・少々・いいえ）（平面的・立体的）

(16)（スプーン・箸）を上手に使える（はい・いいえ）

　　　　スプーン：持ち方（手の平を上向けた握り・手の平を下向けた握り・普通・その他）

　　　　箸：（にぎり箸・にぎり箸だが箸の先端を上手に使う・普通に持つが尖端が分離しない・普通）

(17) 鉛筆やクレヨンをうまく使える（はい・いいえ）

(18) 水分を，コップを使って飲める（はい・いいえ）

(19) ボタンをはめることができる（はい・いいえ）（大きいボタン・小さいボタン）

(20) おむつを使っている（はい・いいえ）（日中・夜間）（尿・大便）

(21) 排尿が一人でできる（はい・いいえ）　排便が一人でできる（はい・いいえ）

9．家での遊びの状態について教えてください。

(1) 特に好きな遊びや道具＿＿＿＿＿＿＿＿＿＿＿＿＿＿＿＿＿＿集中時間（　　　　分・時間）

(2) 特に好きな遊び相手＿＿＿＿＿＿＿＿＿＿＿＿＿＿＿＿＿＿＿集中時間（　　　　分・時間）

(3) 遊びの注意集中力はどのくらいですか？＿＿＿＿＿＿＿＿＿＿＿＿＿＿＿＿＿＿＿＿

(4) 遊び相手と協力性は有りますか？＿＿＿＿＿＿＿＿＿＿＿＿＿＿＿＿＿＿＿＿＿＿

(5) 遊びの工夫をしますか？＿＿＿＿＿＿＿＿＿＿＿＿＿＿＿＿＿＿＿＿＿＿＿＿＿＿

(6) 父母・兄弟姉妹との関係＿＿＿＿＿＿＿＿＿＿＿＿＿＿＿＿＿＿＿＿＿＿＿＿＿＿

10．お子さんの１日の生活の大まかな流れを、時間に沿って教えてください。

　6時　7　8　9　10　11　12　13　14　15　16　17　18　19　20　21　22　23時

資料

○発達里程標

	0～3か月	～5か月	～8か月	～1歳

感覚

- 注視、追視 ————————→転がしたボールを追視 ————————→動くものの注視 ————
- 視力0.02—→0.03～0.05—→0.05～0.1 ————————→0.1～0.2 ————————→0.2～0.25
- リズムに反応 ————————→リズム遊び
- 自分の声を聞く ————————→声の長さ、ピッチ、音量の弁別 ———→ささやき声で名前を呼ぶと振り向く ——
- 手をしゃぶる ——————→足をしゃぶる、玩具をなめる
- おもちゃを触る ————————→ボールで遊ぶ ——→ボールを転がす ——→小麦粘土をこねる ————→砂場で遊ぶ

粗大運動

- 頸を左右に動かす、定頸 ————————→高い高いを喜ぶ　　　四つ這いで階段を登る →
- 体を反らす様になる ———→うつ伏せで手で支える —→寝返りをする ———→這い這いをする ———→つかまって立つ →
- 母の膝に座る ————————→手で支えて一人で座る ———→自分で座る →
- ボールを落として目で追う ————

上肢機能

- 両上肢は内転・屈曲→外転・外旋→前方で屈曲・内旋→両手を空間で合わせる→口・膝・足へもっていく
- 肘・手関節は屈曲 —→肘100° 伸展・前腕回内 —→肘140° 伸展 —→肘の完全伸展・前腕中間位・手はまっすぐになる→手関節伸展 ——→前腕回外 →
- 把握反射の出現 ————————→把握反射の減弱 ————————→目的物に手を伸ばし、つかむ→随意性把握 ——————→
- 手は握りしめている→握りがゆるむ ——→尺側より開く ———→全指が開く　　小球は全指で集める —→側腹でつまむ —→母指と示指の指腹でつまむ ———→指尖でつまむ
- 物の握りは母指が参加せず不安定 —→内転した母指と手掌で握る →手指と対立した母指で握る →対立した母指と4指の指尖で持つ →母指と2本の手指で持つ
- 物のリリースは不随意性 ————————→ぎこちない持ち換え ——→持ち換えが熟達 ————→小球の持ち換え →大きな容器に小球を入れる

ADL

- スプーンから食べる ————————→ビスケットを手に持ち自分で食べる ——→スプーンを使って自分で食べようとする —
- 哺乳瓶を持って飲む

認知能力

- 話しかけると声を出して喜ぶ ———→声を出して笑うようになる ————→自分から声を出す、まねる ——→「マンマ」「ネンネ」「ママ」の言葉をまねる——
- 喃語の出現により言語の音声的基盤が確立 ————————→初語の出現
- 要求・問いかけに頷く ————
- 身振りを伴うことばを理解 ———→一つがわかる ——
- 視線を合わせる ————————→母親が分かる ———→音源定位ができる
- 言葉の指示に応じて行動する ——→
- 母音(a)表出 ————————→母音(o)、子音(パ、バ、マ、ダ)表出
- 鏡を見る ——→鏡を見ながら遊ぶ ————————→玩具を隠すと探す ———→数箇所に隠した玩具を見つけ取ってくる→

社会性・社会適応

- 三項関係が成立する → 共同注視が出現する　指差し行動が頻繁になる
- 大人との関わりで声を出して要求したり手でその要求を示したりする → いないいないばーなど見えない世界への期待や人とのやりとりを楽しむ ——→人に向かって声を出す———
- 手遊び歌で遊ぶ ——————
- 母親と他人の区別を示す ———→母子分離不安が始まる ——→母子分離不安が明確となり、人見知りをするようになる→
- 自分以外の子どもの存在に興味を示す ————
- 快・不快の反応が周囲へのコミュニケーションを求めるサインとなる →
- 抱いたり、あやしたりすると笑顔や声を出して快反応を示す → 周りのものに興味をもったり、甘えを受け入れられたりすることで歓喜する
- 関わりを阻止すると怒りの感情を示す 不満足な状態を泣くといった反応で示す → 不快の感情の要因によって泣き方を変える
- 不快の感情は甘えが満たされない時の悲しみ、おもちゃを取り上げられたときの怒りに分化していく ————

資料

（つづき）

	～2歳	～3歳	～6歳

感覚
- 立って高い所を見上げる → 探して見つけられる → 遠近の区別
- 視力0.5 → 0.5～0.7 → 1.0
- 太鼓を叩く → 歌を歌う、楽器を使う
- 歌を弁別する → 3つの聴覚記憶 → 聴力が青年期レベルに
- 小麦粘土を丸めたりひねったりする → 小麦粘土で団子、皿を作る

粗大運動
- 両足を揃えて階段を登る → 一人で一段ずつ階段昇降 → 手を離して階段昇降 → 滑り台に登り、滑り降りる
- 歩く → 両手を振って歩く → 走る → 三輪車をこぐ → 自転車乗りに挑戦する
- しゃがむ → 片足立ち → 兎跳び → スキップ
- 目的に向かってボールを投げる → ボールを蹴る、腕で受けられる → ボールを手で受ける

上肢機能
- 鉛筆：手掌-回外握り（上肢が1つのユニットとして動く）→ 手指-回内握り（前腕が1つのユニットとして動く）→ 静的3指握り → 動的3指握り
- 線の模倣 → 自発的なぐり書き → 円や垂直線の模倣 → 水平線の模倣 → 十字形の模倣 → 角の丸いひし形なぞり書き → 十字形なぞり書き
- 円の模写 → 十字形模写 → 正方形模写 → 三角形模写 → ひし形模写
- 小さな容器に小球を正確に入れる

ADL
- 食器を使用 → ごちそうさまを言う → 手を汚さないで食べられる → 箸が使える
- コップを持って飲む → ストローで飲める
- 衣服の着脱に協力する → 靴、靴下を脱ぐ → 服を自分で着脱しようとする → 靴、靴下をはく → 簡単な衣服の着脱可能 → 一人で着衣可能 → シャツをズボンに入れる
- 直径2.5cm位のボタンを外す → ボタンの操作ができる 衣服の前後が分かる → 一人でファスナーをはめる
- 排尿後に教える → 昼間のおむつ不要 → 便意を教える、排尿前に知らせる → 夜間のおむつ不要 → 排尿の自立
- 歯を磨こうとする、石けんをつけて体を洗おうとする → 手を洗う → 自分で簡単に体を洗える → 鼻をかむ → 頭を洗う、髪をとかす

認知能力
- 語彙の増加 → 二語文を話す → 語彙の種類が豊富になる → 疑問詞を用いて質問する → 会話が成立 → 時制や接続詞を使用
- 表出語彙50～100語 → 助詞を含む多語文表出 → 助詞を手がかりに文を理解 → 500語表出 → 基本的な文法知識の獲得
- 色の名前がわかる → 2つの数がわかる → 抽象概念を理解 → 5つの数がわかる → 左右、斜めの概念がわかる
- 目、耳、口部位を指差す → 簡単な会話が可能 → 名前・年齢・自己経験等に関する応答 → 接続詞を用いた文章・非現前の事象の日常会話を自分から展開
- マ・パ・バ行、タ・テ・ト音 → ナ・タ・ヤ・チャ・ハ行、ワ音 → カ・ガ行、シ音 → サ・ザ行 → ツ音、ラ行
- 玩具の遊び方が分かる → 玩具で一人で遊ぶ

社会性・社会適応
- 言葉や行動を真似る → 生活行動を言葉で表現 → 自分がやろうとする行動に対してイメージを持って関わる
- 年下の子どもの世話を焼きたがる → 小さい子の世話をする
- 友達とケンカをすると言いつけに来る → 友達に対して好き嫌いの区別がつくようになる
- 遊びの中で役割を決めてごっこ遊びをする／女の子らしい、男の子らしい遊びをする → 遊びのルールがわかり、順番を待つことができる → じゃんけんの勝敗がわかり競争、サッカーや野球など、ルールを守って参加できる
- 子どもとのやりとりが発達し、道具の共有遊びへと移行する → 子どもとのやりとりが発達し、道具の共有遊びへと移行する
- 紙芝居や絵本に夢中 → 見立て遊びが見られる → 電話ごっこで2人で交互に会話ができる
- 母親を基地として行動する → 母親の真似をして自分でやりたがる → 自分の意思を主張することが多くなる → 自主性が顕著になり養育者から離れた行動をとる
- 屋外活動ができる → 母に言われて15くらいは待てる
- 子どもに対する愛情が生まれる
- 自我の強さが目立ちはじめ、嫉妬やテレの感情を示す → 恥や誇りの感情が見られる
- 他者と感情を共有する場面が見られる → 相手の立場に立って考える

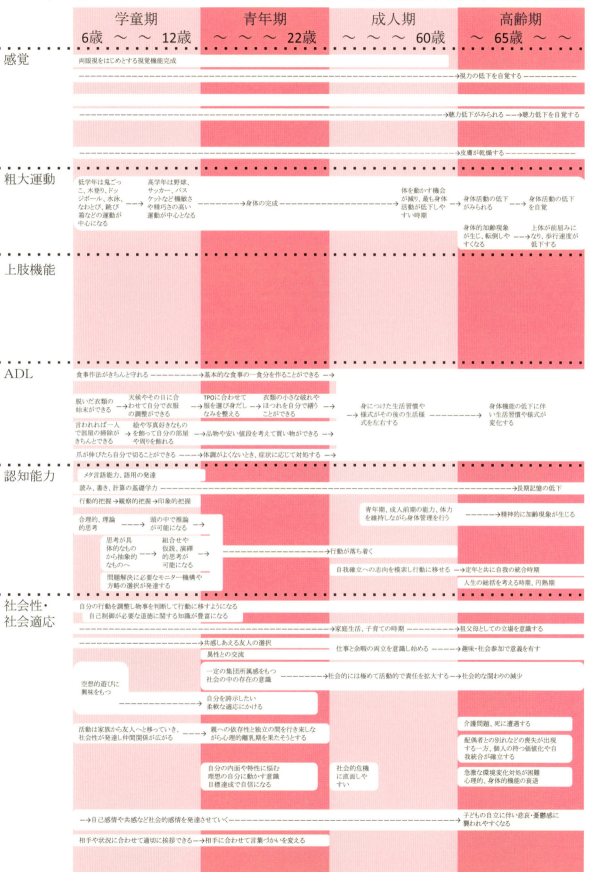

資料

○リズム体操

10のうた
作詞・作曲　長岡　幸

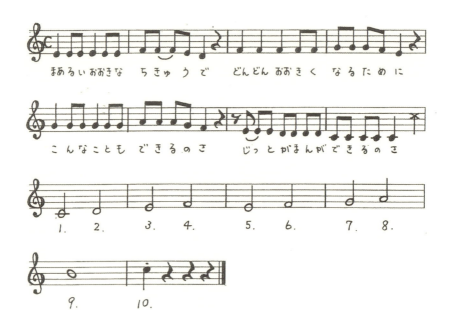

動作を保持している時間は，約10秒程度で，声に出して数える．

♬ワンポイント
子どものどのようなポーズも受けとめてあげるようにします。
じっとがまんの耐性ができたら、よくほめるようにしましょう。

資料

❶ まあるいおおきなちきゅうで

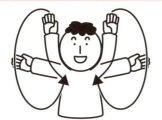

両腕を大きく
外に回す（2回）

❷ どんどんおおきくなるために

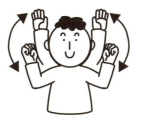

両腕を上下（4回）

❸ こんなこともできるのさ

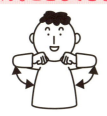

両手をグーにして胸の前におき，
ひじを上下（8回）

❹ じっとがまんできるのさ

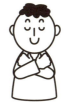

胸の前で腕をクロス

❺ ポーズ（10カウント）

1. 片足あげ

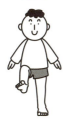

あげる足はどちらでもよい

2. うま

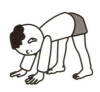

高這いのポーズ

3. かたつむり

体操座り

4. ひこうき

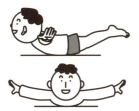

両腕を広げ，できる子は
胸をそらす．両足は伸ばして

5. ゴキブリ

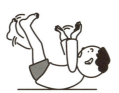

仰向けになり，
両手足をブラブラ

資料

○リズム体操

せんたくきグルグル
佐倉智子作詞／おざわたつゆき作曲

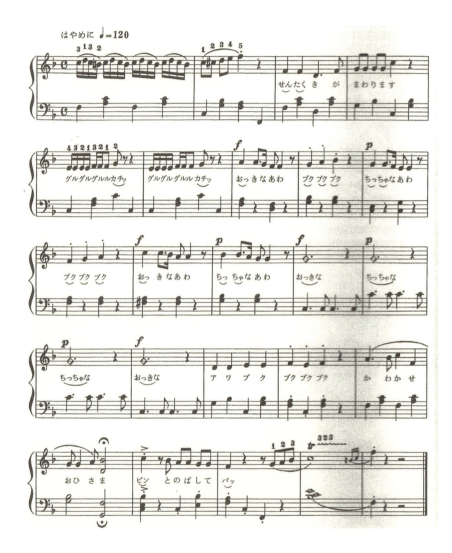

資料

❶ せんたくきが まわります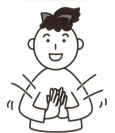
7回拍手

❷ グルグルグルグル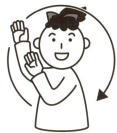
両手を顔の前で2回まわす

❸ カチッ
まわした両手を体の横でピタリと止める

❹ グルグルグルグルカチッ
❷の動作を反対まわりに行い，カチッで止める

❺ おっきなあわ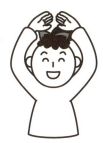
両手を頭上にあげ，輪をつくる

❻ ブクブクブク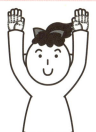
頭上の手を，3回にぎったり開いたりする

❼ ちっちゃなあわ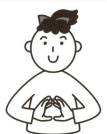
胸の前で，両手で小さい輪をつくる

❽ ブクブクブク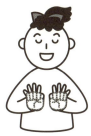
指先を軽くにぎり，すばやく指先を上に向けて開く（3回）

❾ おおきい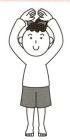
立って，腕を上に伸ばして輪をつくる

❿ ちいさい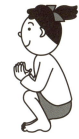
しゃがんで，胸の前で小さい輪をつくる（❾❿くりかえす）

⓫ あわぶくぶっくぶく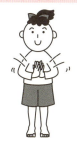
立ち上がり，胸の前で7回拍手

⓬ かわかせおひさま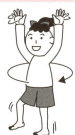
頭上で両手をキラキラさせながら，その場で1周足踏みしてまわる

⓭ ピッと伸ばして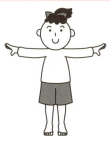
両腕を横にまっすぐ開き，止まる（掌は下向き）

⓮ パッ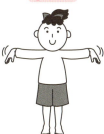
⓭の姿勢で手首を折る

資料

○リズム体操

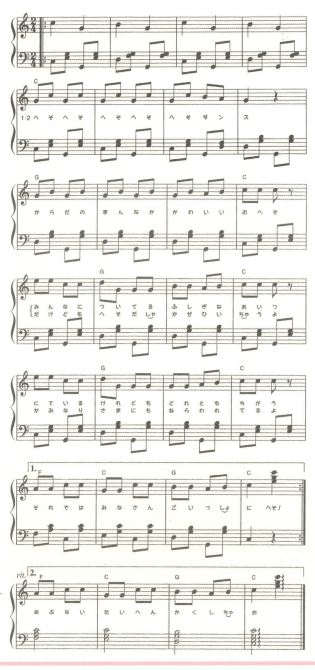

鈴木翼著「鈴木翼のGo! Go! あそびうた」（すずき出版，2012）より

資料

※❶〜❼の振り付けは1・2番共通

❶ へそへそへそ へそへそダンス
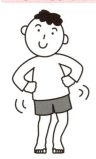
腰に手をあて，リズムにあわせてお尻を振る

❷ からだのまんなか かわいい
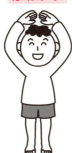
頭の上で両手で輪を作る

❸ おへそ
1番-❹ みんなについてる
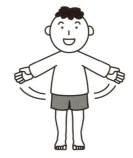
手を左右に開く
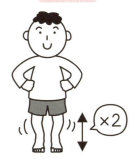
腰に手を当て，2回軽くひざを曲げる

❺ ふしぎなあいつ　❻ にているけれども　❼ どれともちがう　❽ それでは　❾ みなさん
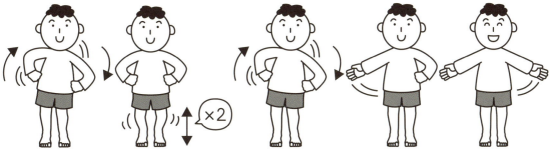
右肩，左肩を交互に上げ下げする（4回）　2回軽くひざを曲げる　「ふしぎなあいつ」と同じ　右手を横に　左手も横に

❿ ごいっしょに
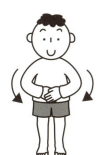
右手から順におへそをかくす

⓫ へそ！
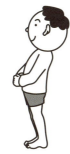
おへそを両手で隠した状態で体を後ろに反らす（おへそをつき出すように）

2番-❽ あぶない たいへん ×3　❾ かくしちゃお　❿ イエーイ
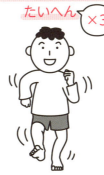
走る
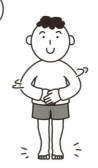
立ち止まり おへそをかくす
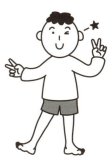
決めのポーズ（両手でピース）

※ダンスのふりは教育の場に応じて変えています

資料

○リズム体操

はちべえさんとじゅうべえさん

「わらべうた」阿部直美・作曲

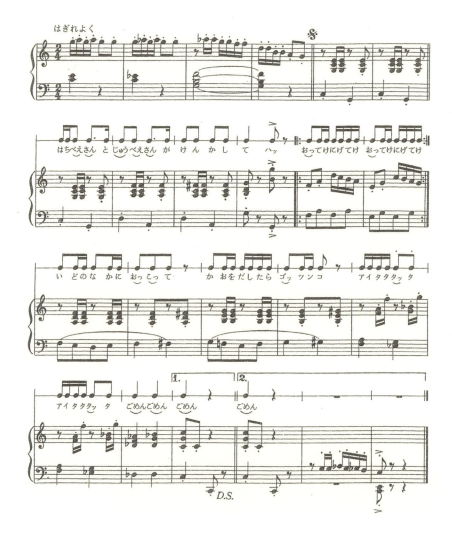

※座って行う

❶ はちべえさんと じゅうべえさんが

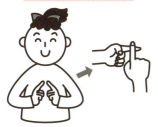

両人差指を，八の字に，続いて十の字に組む

❷ けんかして

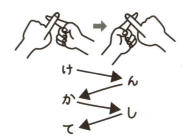

曲に合わせ，人差指をパーツ字に組みかえる

❸ ハッ

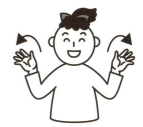

手を広げて，後ろへ反る

❹ おってけ〜にげてけ

人差指をまげて，左右へ動かす

❺ いどのなかに

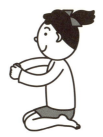

腕で輪を作る

❻ おっこって

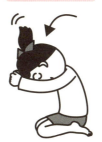

腕の輪に頭を入れる

❼ かおをだしたら

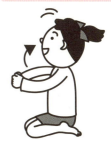

腕の輪から頭を出す

❽ ゴッツンコ

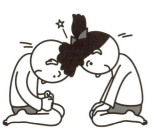

先生やお友だちなど近くの人と頭でタッチ

❾ アイタタタッタ……

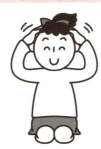

頭を手でなでる

❿ ごめん（1回） ごめん（2回）なさい（3回）

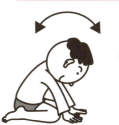

ごっつんこをした者同士向き合って3回おじぎ

あとがきにかえて
よりよい子どもの地域支援を目ざして
宇梶志郎理事長（発達支援 飛翔のもり リズム園，指定特定相談支援事業所フリージア）
に聞く——聞き手・福田恵美子

　栃木県の市町村で人口が宇都宮市に次いで多い小山市に平成15（2003）年11月，NPO法人小山こども発達支援センター リズム園を開設（平成28年9月に法人名変更）し14年が経過致しました．10年目の記念祝賀会では，小山市の大久保寿夫市長がご参列下さり，NPO法人の立場で，栃木県内および小山市の子どもたちの療育貢献と家族支援に関して，感謝の言葉を頂きました．

　現在，福祉分野は医療分野とは異なり，人材の確保の困難さや待遇の問題などが取り上げられ，改善策が練られつつありますが，一朝一夕には事が運ばないのが地域支援の現実であると感じています．介護保険が10年を経過し，障害者福祉が本格的に始まってはいますが，高齢者の処遇と障害児・者の処遇に関しては，サービス提供内容や方法に関しても異なるものがあると感じています．

　法律改正から実働の変遷の中で，地域の現実と共に歩んできた一施設ではありますが，コンスタントに利用する児童がいて，毎年数名ずつ卒園していく児童たちを見つめてきた　発達支援 飛翔のもり リズム園および指定特定相談支援事業所フリージアの宇梶理事長に，これまでに運営管理してきた経過についてお聞きし，療育に携わる人たちが理想を抱いて療育に取り組めるよう，将来のヴィジョンや行政への提言などを考えるきっかけとしたいと思います．

リズム園を利用するお子さんと親御さん，
職員の努力に支えられて

福　田　今まで障害児とは無関係の仕事をしていた理事長が，どのような考えで障害児通園施設を開設し運営しようとしたのですか？

理事長　2点あります．1点目は，定年後どこの組織にも属さないことになりますから，自由にやりたいことをやってみようと考えるようになりました．2点目は，小さなことでもいいから何か人の少しでもお役に立つことができればという思いもありました．
　それで，平成15（2003）年11月に小山こども発達支援センターリズム園を開設したのですが，その当時，民間で障害児のための通園施設をつくるのは珍しいといいますか，やっていけるのか疑問視されたものでした．あのとき一歩踏み出さなければ今のリズム園はありません．

福　田　疑問視されながらも信念を貫き開設したわけですが，開設するにあたり，困難に遭遇したことは，どのようなことでしょうか？

理事長　ハード面では，資金的な面から，小さな施設しか建てられなかったことです．もう少し大きな施設が建てられなかったかといつも思っています．
　ソフト面では，単なる障害児のお預かり施設ではなく，子どもたちが楽しく発達し成長できる施設にするというのが変わらぬテーマです．

しかし，開設してお子さんを受け入れ始めましたところ，身体的に重度のお子さんもいれば自閉症のお子さんもいて，子どもさんをどのように受け入れていけばよいのか難しさがありました．この点は福田先生をはじめ諸先生の適切なご指導で療育を進めることができました．ありがたいことでリズム園はその点恵まれた施設ではないかと思っています．

その他の遭遇した困難では，こういう施設が世間からなかなか理解・認知されないことです．世の中からも行政からも，私どものような施設の役割を暖かく見ていただきたいと思っています．

福　田　ハード面，ソフト面などでの困難を乗り切ってこられたわけですが，困難に遭遇したときの支援は，どのような方々で，どのような法律，どのような社会的動向でしたか？

理事長　支援してくださった方々に関しては，やはりリズム園を利用したいと感じて訪ねて来てくれる方々です．当たり前のことですが，利用者が来られると，私たちはしっかりやらなければならないという気持ちになります．そして，職員の方々による支援です．一人では事業はできません．職員の方々が頑張ってくれたからこそ今のリズム園はあります．法的な関係では，平成 24（2012）年に児童福祉法改正により，私たちの事業がきちんと位置づけられたことは大きいと思います．それから平成 28（2016）年 4 月に障害者差別解消法が制定されました．こうしたことを通じて将来的には社会が良い方向に変わっていくことにつながるのではないかと思います．

そして次に社会的動向といってよいのかわかりませんが，保育所（園），幼稚園，学校，医療機関などと私たちのような施設が少しずつ連携がとれるようになってきたことです．以前からみるとだいぶ変わってきたように思います．

福　田　リズム園を利用してくださっているお子さんたちと親御さんたち，職員の方々の努力と支えが，困難を乗り切る力になっていたのですね．地道な福祉支援活動でありながらも，利用児童がコンスタントに推移してきましたが，その成功の鍵はどのようなことと考えていますか？

理事長　成功しているかどうかわかりませんが，社会に貢献するという基本理念でやってきています．こうした中で，毎月，リズム園を利用してみようかなと思われて見学される方や，行政機関や病院などで知り合ったお仲間に紹介されて来られる方，ホームページをご覧になって来る方などが多いように感じています．子どもさん一人ひとりの状態は，それぞれ違います．職員同志では，遊びと音楽を通した身体活動を大切にした勉強会で研鑽を積み，子どもさん一人ひとりにも同様の身体活動をベースにして日々対応し，子どもの持っている能力を伸ばすことに努めていることが，少しずつ認められてきているのかもしれません．今後も療育の質を上げることに注力したいと思っています．

福　田　児童発達を支援する縁の下の力持ちの仕事で，子どもたちの自立していく姿を見続けていたわけですね．となりますと，行政機関が行えそうなのに不十分な対応になっている点も感じていらっしゃったと思います．理事長は児童発達支援事業の運

営や管理において，行政機関に種々質問や提案をなさって発展させてこられたと認識していますが，欠けている点はどのようなところにあると考えていますか？

理事長 就学児は小学校1年生から中学校3年生まで通園していますが，まだまだ対応が十分ではないと思っています．これは施設が狭いといったことが関係しているかもしれません．そのほかでは，リズム園は子ども一人ひとりを的確に把握するために初回と半年ないしは1年後に種々の検査を行い，非常勤の先生方からも専門的なご指導を得て療育していることなどがまだ十分に知られていないようにも思えます．施設からの情報発信が不十分なのかもしれません．

私たちが施設を開設した頃は，報酬は今の半分くらいでたいへん厳しいものがありました．そうした頃と比べると今はだいぶ改善されてきており，もっと施設づくりに頑張っていきたいと思っています．

第2のリズム園「森のリズム園」を計画中です
子どもたちをいきいきと伸ばしていきたい

福田 法律が改正され，地域の施設にも少々の光を当ててくれるようになってきてはいますが，通園してこられるお子さんたち，成長，発達していく子どもたちのために生きていきやすい環境つくりに力を入れたくなりますね．その件に関しては，何か提案はありますか？

理事長 今，第2リズム園の建設を計画しています．敷地は600坪ほどで山林の中にあります．自然に恵まれたところで，私たちは「森のリズム園」と名づけようと思っています．子どもたちが自然に触れて思いっきり遊べるようにしたいと考えています．建物は60坪ですが，調理室もつくります．

子どもの体づくり，感覚の発達もいながらにして促せる施設にしたいと思っています．土地と建物を用意し，子どもたちの障害の多様性に対応していきたいと思っています．将来は何か仕事場のようなものを設け，就労支援施設や趣味を楽しめる場を用意し，子どもたちに大人になったときには違う世界があることを意識の片隅においてもらえる仕掛けづくりをしたいと思っています．

福田 素晴らしい構想をお持ちですね．理事長が考えているテーマはほかに何かありますか？

理事長 ほかにもやってみたいことはありますが，子どもたちをどう伸ばしていくかというのが中心のテーマです．子どもたちをいきいき伸ばしていきたい，これに尽きると思っています．

福田 退職後の自由の身を，社会貢献に向けてくださった理事長と園長ご夫妻に，頭が下がります．子育ては20年要するともいわれますが，療育に関しても時間を要し結果が見えるまでには年数がかかる仕事です．専門職といわれる作業療法士として，理事長がおっしゃっていた子どもたちと親御さんに対して「療育の質，対応の質」を落とさないよう最新の学びをしていく重要さを肝に銘じました．まさに自分自身の生涯教育であると思いました．「療育の質」の効果判定は，子どもたちが種々の社会

133

環境で適応していきいきと生活できている様子と，親御さんのホッとしている笑顔なのかもしれません．

　どうもありがとうございました．

【著者略歴】

福田恵美子

国立療養所東京病院附属リハビリテーション学院卒業　作業療法士取得
東北大学大学院医学系研究科障害科学専攻修了　　障害科学博士取得
栃木県身体障害医療福祉センター
自治医科大学附属病院 室長補佐
国際医療福祉大学大学院 准教授
東北文化学園大学大学院 教授
山形県立保健医療大学大学院 教授，教育担当理事
現在，長野保健医療大学 教授

発達支援飛翔のもり顧問 理事，障害発達研究所理事，栃木県社会福祉士
会理事，日本作業療法士協会名誉会員，日本感覚統合学会講師

ゆっくり発達している子どもが輝く 遊びの処方箋

2017 年 2 月 10 日　第 1 版第 1 刷
2020 年 9 月 20 日　第 1 版第 2 刷 ⓒ

著　　　者　福田恵美子
発 行 人　三輪　敏
発 行 所　株式会社シービーアール
　　　　　　東京都文京区本郷 3-32-6　〒 113-0033
　　　　　　☎(03)5840-7561（代）Fax(03)3816-5630
　　　　　　E-mail／sales-info@cbr-pub.com
　　　　　　ISBN 978-4-908083-15-0　C3047
　　　　　　定価は裏表紙に表示
印 刷 製 本　三報社印刷株式会社
　　　　　　ⓒ Emiko Fukuda 2017

本書の内容の無断複写・複製・転載は，著作権・出版権の侵害となることがあ
りますのでご注意ください.

JCOPY ＜(一社) 出版者著作権管理機構 委託出版物＞
本書の無断複製は著作権法上での例外を除き禁じられています.
複製される場合は，そのつど事前に，(一社) 出版者著作権管理機構
（電話 03-5244-5088，FAX 03-5244-5089，e-mail: info@jcopy.
or.jp）の許諾を得てください.